Gruhn · Schaab

Neustart nach dem Schlaganfall

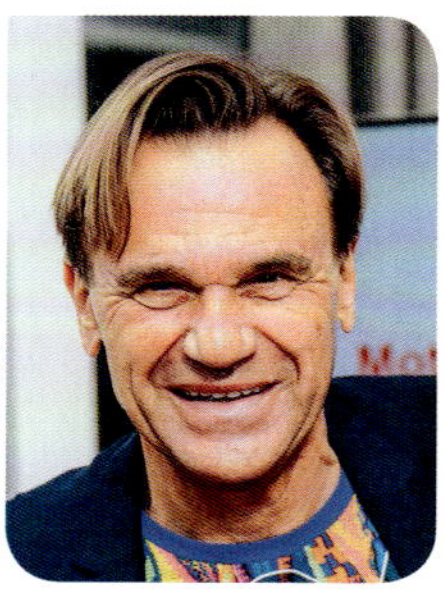

Der Physiotherapeut **Helmut Gruhn** hat sich in den letzten 30 Jahren auf die Behandlung von Schlaganfall-Patienten spezialisiert. Er ist Bobath-Instruktor und entwickelte das Therapiekonzept »Back-to-Life«, um Schlaganfall-Betroffenen einen aktiven, selbstbestimmten Alltag zu ermöglichen. Im Jahr 2004 gründete er das Perzeptionshaus in Hainburg. Er leitet Fortbildungen und Seminare für Therapeuten und Ärzte und war als Supervisor in verschiedenen neurologischen Kliniken tätig. Auf Kongressen und Messen sowie in Schlaganfall-Selbsthilfegruppen tritt er als Referent und Impulsgeber auf. Im Jahr 2022 wurde er mit dem Motivationspreis der Stiftung Deutsche Schlaganfall-Hilfe ausgezeichnet.

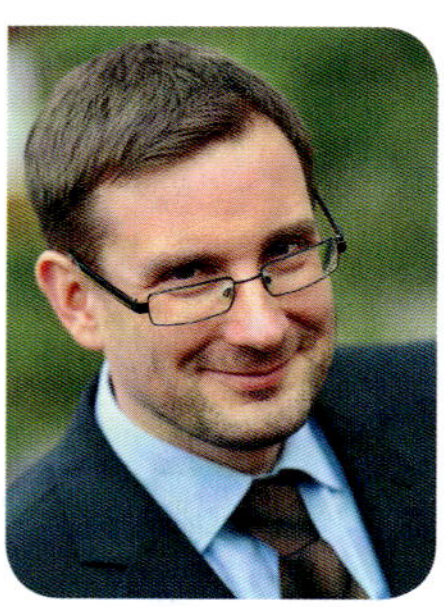

Niklas Schaab ist Texter und Buchautor. Seit 2005 leitet er die ABC MEDIENAGENTUR in Augsburg. Er übernimmt die Projektleitung bei Broschüren, schreibt für Social Media Projekte und unterstützt Autoren auf dem Weg von der Idee zum fertigen Buch.

Helmut Gruhn · Niklas Schaab

Neustart nach dem Schlaganfall

Was im ersten Jahr wichtig ist. Ein Leitfaden für Betroffene und Angehörige

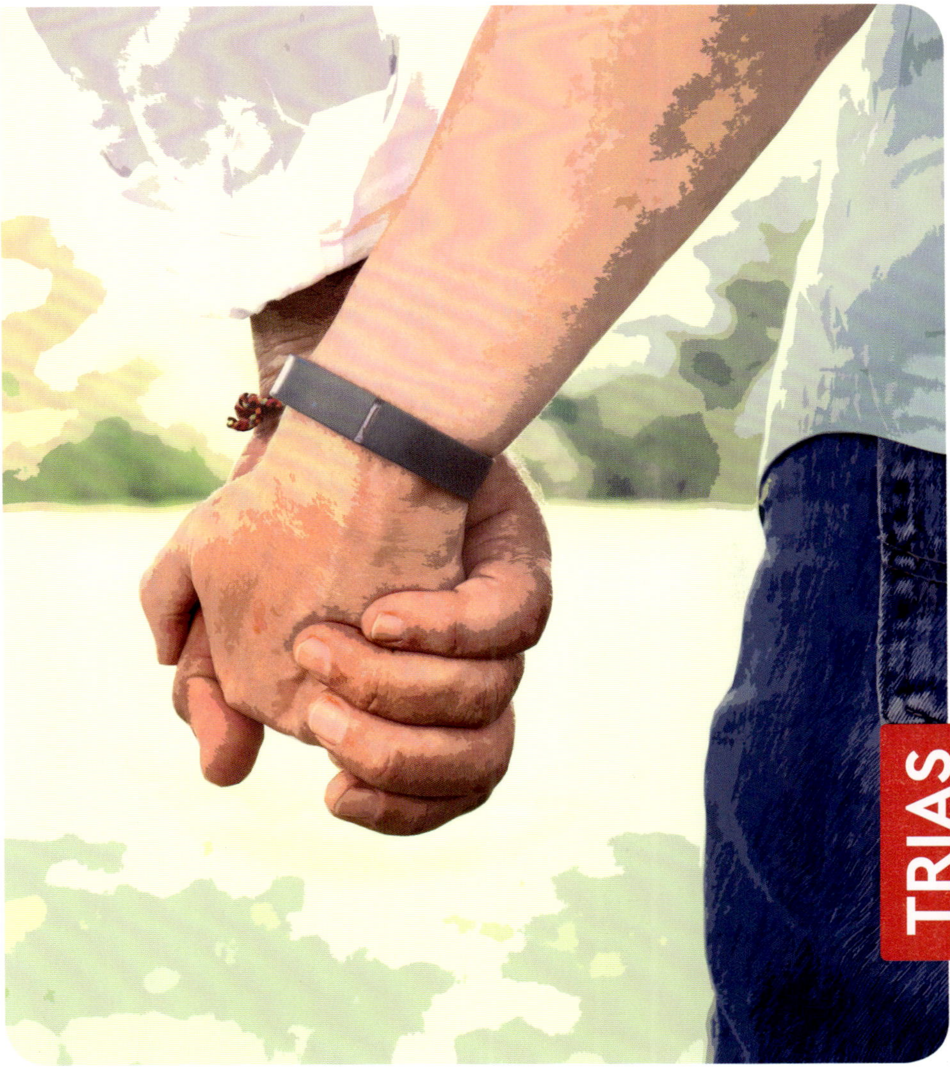

6 **Geleitworte**

9 **Liebe Leserin, lieber Leser**

10 **Schlaganfall – eine Einführung**
10 Eine grausame Erkrankung
12 Der Aufbau dieses Buches
14 Neue Bedingungen annehmen
14 Lächelnd vorwärts gehen
15 Empfehlungen, keine Befehle

16 **Bestandsaufnahme und Blick in die Zukunft**
16 Stand der Dinge: Fakten schaffen
19 Ziele: konkret, erreichbar, motivierend
19 Vom Ziel zum Plan zur Umsetzung
21 Das oberste Ziel: Lebensglück!

22 **Aktive Lebensgestaltung vorbereiten**
23 Vorbereitungen während der klinischen Reha
26 Befreit in die Zukunft gehen
27 10 Fragen an Mitarbeiter in der Reha
28 Infos für Angehörige und Freunde

30 **1. Monat: Daheimsein neu entdecken**
31 Die Eingewöhnungsphase
35 Wichtig: der erste Termin beim Hausarzt
39 Neurologisch orientierte Therapeuten finden
41 Beziehungen werden auf die Probe gestellt

42 **2.–3. Monat: Potenzial maximal entfalten**
43 Die intensive Therapie-Phase
47 Verantwortung für sich selbst übernehmen
49 Tipps für Angehörige

50 **4.–7. Monat: Fähigkeiten erhalten und ausbauen**
51 Stabilisierung und Eigenverantwortung
52 Erneuter Termin beim Hausarzt
52 Von der Therapie zum aktiven Alltag
58 Tipps für Angehörige

59 **Ab dem 8. Monat: Selbstbestimmt leben**
60 Erfolge und neue Herausforderungen
60 Sport und Hobbys
65 Haushalten mit den eigenen Kräften
66 Weitere Therapie?
70 Fokussieren, tanzen, tolerieren
71 Seien Sie der Chef in Ihrem Leben
72 Denken Sie an Ihre Angehörigen
72 Neue Erlebnisse würzen das Leben
73 Das Wichtigste zum Schluss

74 **Empfehlungen für Angehörige**
74 Auch Angehörige brauchen Hilfe
74 Veränderte Persönlichkeit?
75 Ehrlichkeit ist Trumpf
76 Team aufstellen und Aufgaben verteilen
77 Sehr wichtig: Pausen
77 Ratschläge von Angehörigen für Angehörige
78 Krankenkasse – dein Freund und Helfer?
79 Das Wichtigste: Zusammenhalten!

84 **Therapeutische Werkzeuge**
84 Therapie ist SMART
85 Therapie ist Teamarbeit
85 Ziele der Therapie
85 Logopädie, Ergotherapie und Physiotherapie
88 Weitere Therapie-Ansätze
89 Umgang mit Verzweiflung und Depressionen

93 **Über mich**
93 Vom Schüler zum Lehrer
94 Mein therapeutischer Ansatz
94 Fachliche und menschliche Kompetenz
94 Mit ganzem Herzen dabei

99 **Anhang**
99 Der 5-Phasen-Therapieplan
100 Listen für die Bestandsaufnahme

104 **Stichwortverzeichnis**

106 **Infos und Empfehlungen von Helmut Gruhn – von A bis Z**

Geleitworte

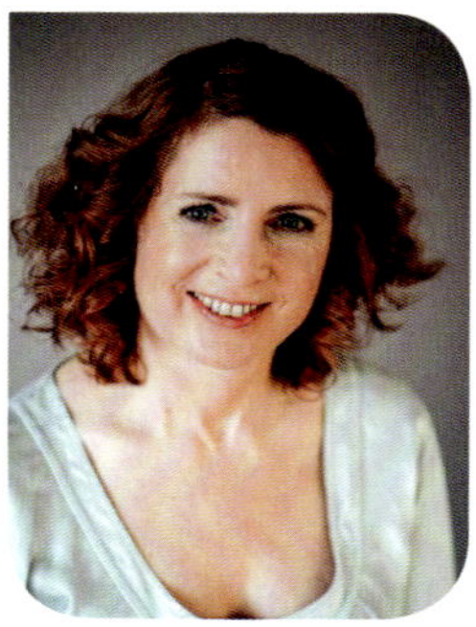

Ich traf Helmut Gruhn zum ersten Mal in Gütersloh, als er den Motivationspreis der Stiftung Deutsche Schlaganfall-Hilfe verliehen bekam. Sofort war ich schwer beeindruckt von seiner unglaublichen Kraft und Energie, die er dazu verwendet, Menschen zu helfen. Aus eigener Erfahrung weiß ich, wie enorm wichtig und zugleich wie extrem schwierig es ist, ganz von vorn anzufangen und alles neu erlernen zu müssen … und dabei nie den Mut zu verlieren!

Dieses Buch begeistert mich, weil es genau diesen Mut vermittelt. Nach meinem Schlaganfall konnte ich gar nichts mehr: weder sitzen noch stehen oder gehen, ja nicht einmal sprechen. Die Prognosen der Ärzte waren niederschmetternd. Aber durch unermüdliches Training und harte Arbeit in der Reha wie auch zu Hause habe ich mich zurückgekämpft, sodass ich auch beruflich wieder aktiv sein kann.

Aufgrund dieser Erfahrung sage ich: Beherzigen Sie die Ratschläge und Empfehlungen in diesem Buch! Gerade die aktive Gestaltung der Zeit nach der Entlassung aus der klinischen Reha ist entscheidend!

Auch heute ist mein Alltag nicht immer leicht, aber meine Familie, meine Arbeit und meine kleine Havaneser-Hündin Pauline machen mir Freude und motivieren mich täglich neu.

Helmut Gruhn sagte mir einmal: »Das Gehirn kann alles, nur nicht aufgeben!« Er hat recht. Und was ich kann, das können Sie auch. Also: Legen Sie los, schöpfen Sie Mut, nutzen Sie dieses Buch und geben Sie niemals auf!

Monica Lierhaus

Betroffene, Fernseh-Moderatorin, Botschafterin der Schlaganfall-Hilfe

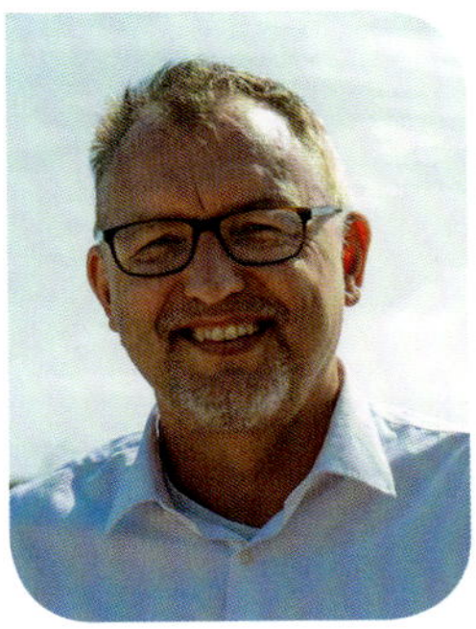

Ich konnte dieses Buch kaum aus der Hand legen! Trotz langjähriger Erfahrung hat es mich wieder neu inspiriert und begeistert! Es macht mir Mut, auch mal »querzudenken« und Gewohntes zu hinterfragen. Ich gewinne beim Lesen einen Schub Hoffnung für meine Patienten.

Es geht im Buch um die Zeit nach der klinischen Rehabilitation, wenn der Patient in den Alltag zurückkehrt. Die Herausforderung besteht darin, diesen neuen Lebensabschnitt eigenständig proaktiv zu gestalten. Oft fehlt es dabei an Hilfe, Information und Unterstützung.

Helmut Gruhn bietet all dies. Dank seiner enormen Erfahrung setzt er mit seiner Expertise genau an den richtigen Stellen an. Gerade im ersten Jahr nach dem Schlaganfall kann das Gehirn sich enorm verändern und verbessern. Ich kann nur bestätigen, was hier empfohlen wird: Hochfrequent, repetitiv, individuell angepasst und alltagsfokussiert trainieren erzielt die besten Ergebnisse. Mir persönlich gefällt dabei sehr, dass auch das Umfeld mit eingebunden wird.

Der wichtigste Faktor ist für mich jedoch das empathische und begeisterte Engagement von Helmut Gruhn selbst, weit über einen »Dienst nach Vorschrift« hinaus. Die gewählten Fallbeispiele sprechen für sich.

Dieses Buch ist ein Füllhorn an Tipps, Informationen, Aufklärung und kreativen Ideen! Nicht nur Patienten und Angehörige, sondern auch Therapeuten und Ärzte werden von diesem Buch profitieren.

Dr. med. Martin Falkenberg
Neurologe, Chefarzt ZAR Bielefeld

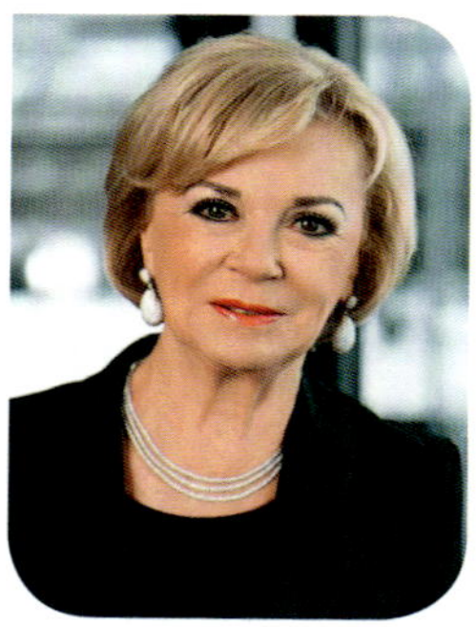

Als ich vor 30 Jahren die Stiftung Deutsche Schlaganfall-Hilfe gründete, war der Schlaganfall noch ein Stiefkind der Medizin. Betroffene sprachen nicht über ihre Erkrankung und zogen sich zurück. Es gab kaum wirksame Behandlungsmöglichkeiten. Doch die Rehabilitation hat große Fortschritte gemacht, Therapien wurden immer wirksamer. Mehr und mehr haben wir Betroffene einbezogen und ihnen Verantwortung übergeben. Statt passiver Behandlung motivierten wir sie zu aktivem Tun, denn ohne eigene Mitarbeit sind viele Ziele nicht erreichbar.

Doch Motivation kann man nicht verordnen, man muss sie wecken und stetig fördern. In der vielleicht schwersten Krise ihres Lebens müssen die Menschen wieder lernen, positiv zu denken. Dabei brauchen sie dringend Unterstützung. Sie benötigen Fachleute, die sie mit hoher therapeutischer Kompetenz in diesem Rehabilitationsprozess anleiten und sie dabei mit viel Einfühlungsvermögen an die Hand nehmen. Fachleute, die helfen, den Fokus nicht auf Schwächen, sondern auf Potenziale zu lenken, damit Betroffene neue Ziele formulieren und zuversichtlich in die Zukunft blicken können.

Ein solcher Fachmann ist Helmut Gruhn, den wir 2022 mit unserem Motivationspreis ausgezeichnet haben, weil er schon so vielen Schlaganfall-Patientinnen und -Patienten zurück ins Leben geholfen hat. Dieses Buch fasst seine Erfahrungen und Empfehlungen zusammen. Möge es viele Menschen durch das erste Jahr nach ihrem Schlaganfall begleiten!

Liz Mohn
Präsidentin Stiftung Deutsche Schlaganfall-Hilfe

Liebe Leserin, lieber Leser,

er kommt wie ein Blitz aus heiterem Himmel, wann er will, wo er will, wie ein Phantom. Er fragt nicht nach Alter, Geschlecht, Beruf oder Charakter und nimmt keine Rücksicht auf gesellschaftlichen oder finanziellen Status. Jeder Schlaganfall ist ein drastischer Einschnitt, der das bisherige Leben grundlegend verändert. Schon »kleine« Schlaganfälle sorgen für Schock, Panik und Entsetzen.

Jährlich erleiden 270 000 Menschen in Deutschland einen Schlaganfall – also durchschnittlich ein Schlaganfall alle 2 Minuten! Die meisten von ihnen überleben dank der umfassenden Möglichkeiten heutiger Medizin. Die Behandlung in der Klinik und die anschließende Reha im klinischen Umfeld werden normalerweise bis ins Detail durchgeplant: Es herrscht Vollkasko-Mentalität! Umso erstaunlicher muss es deshalb anmuten, dass es größtenteils dem Zufall überlassen wird, wie es danach weitergeht.

Bei einem Schlaganfall gehen Fähigkeiten verloren. Wer jedoch übt, fördert und fordert, der kann einige Überraschungen erleben, wie viel das Gehirn neu erlernen und wiederherstellen kann. Genau das will der »Neustart nach dem Schlaganfall« erreichen: Wo immer es möglich ist, sollen Fähigkeiten erneuert, erhalten und gestärkt werden. Dieser Weg ist nach der klinischen Reha nicht zu Ende, sondern er bestimmt den Rest des Lebens nach dem Schlaganfall.

Das Ziel dieses Buches lautet: einfach und für alle verständlich zusammenfassen, was für ein möglichst selbstbestimmtes, zufriedenes und glückliches Leben nach dem Schlaganfall nötig ist … für Betroffene, Angehörige, Freunde und das ganze Umfeld!

Für Ihren persönlichen Weg wünsche ich Ihnen Kraft, Mut, Humor, Freude und jede Menge Optimismus!

Ihr Helmut Gruhn

Schlaganfall – eine Einführung

Was sind die Folgen eines Schlaganfalls? Die verschiedenen Auswirkungen werden in diesem Kapitel beschrieben und Sie erhalten eine Übersicht über die Struktur des Buches.

Über mehr als 30 Jahre hinweg habe ich Schlaganfall-Patientinnen und -Patienten physiotherapeutisch betreut und begleitet. Dabei durfte ich viele wunderbare und einzigartige Menschen kennenlernen. Ich musste aber auch erleben, dass nach dem Schlaganfall oft vieles schiefläuft – und konnte sehen, dass viele Probleme sich leicht vermeiden lassen, wenn man ein paar einfache Richtlinien beachtet und versucht, Dinge aus einer anderen Perspektive zu betrachten. Dazu will dieses Buch eine Anregung sein.

Eine grausame Erkrankung

Kein Schlaganfall gleicht dem anderen. Was in welchem Umfang gestört oder geschädigt ist, unterscheidet sich von Fall zu Fall. Typisch sind sensomotorische Lähmungserscheinungen an Rumpf, Armen und Beinen. Das bedeutet: Berührungen werden anders oder gar nicht mehr gefühlt, bestimmte Bewegungen sind nur noch eingeschränkt, mit großer Anstrengung oder gar nicht mehr möglich. Schon bei diesen Störungen gibt es unterschiedlichste Ausprägungen, die jeweils individuelle Strategien bei der Therapie und der Anpassung der Lebensgestaltung erfordern.

Zu den weiteren möglichen Folgen gehören allgemeine Gleichgewichts-, Koordinations- und Sehstörungen. In seltenen Fällen gibt es auch kuriose Auswirkungen: Manche Betroffene verwechseln Hemd und Hose oder versuchen, sich mit Gabeln die Haare zu kämmen. Klingt lustig, sorgt in der Realität aber für Chaos, Entsetzen und massive Verwirrung. Mit das Schlimmste, was ein Schlaganfall bewirken kann, ist ein starker Dauerschmerz auf der betroffenen Seite, der bei Ablenkung oder Schlaf verschwinden kann, aber jederzeit zurückzukehren droht.

Wenn der Körper einen im Stich lässt

Der Schlaganfall nimmt Betroffenen nicht nur Bewegungsmöglichkeiten, er wirkt sich auch auf Sprache, Mimik und Gestik aus und kann ihnen im wahrsten Sinne des Wortes das Lachen stehlen. Er beschädigt oder zerstört damit Grundpfeiler sozialer Interaktion. Berufstätige Betroffene müssen feststellen, dass der erlernte Beruf nur noch eingeschränkt oder gar nicht mehr ausgeübt werden kann. Geliebte Aktivitäten und Hobbys wie Autofahren, Radfahren, Skilaufen, Golf-, Fußball- und Tennisspielen, Urlaubsreisen und vieles andere werden vielleicht nie mehr möglich sein.

Und das ist noch nicht alles! Freunde und Bekannte werden weniger, eventuelle finanzielle Sorgen größer. Die Partnerschaft, die Beziehung zu den Kindern und anderen Angehörigen werden einer harten Belastungsprobe ausgesetzt. All das zusammen führt zu Hilflosigkeit, Scham, Abhängigkeit, Betroffenheit, Unselbstständigkeit und einem Gefühl von Nutzlosigkeit.

Prominente Beispiele

Es gibt viele prominente Opfer eines Schlaganfalls: Blacky Fuchsberger, Tina Turner, Gaby Köster, Sharon Stone, Wolfgang Niedecken … und sogar den scheinbar unsterblichen Johannes Heesters musste erst der Schlag treffen, damit er mit 108 Jahren sterben konnte.

Einen besonders extremen Fall stellt Horst Lichter dar: Er heiratete im Alter von 19 Jahren, kaufte ein Haus und geriet dadurch in finanzielle Schwierigkeiten. Deshalb sah er sich gezwungen, neben seinen Schichten im Bergbau zusätzlich an fünf Tagen in der Woche auf einem Schrottplatz zu arbeiten. Mit 26 Jahren erlitt er seinen ersten Schlaganfall. Mit 28 folgte der zweite, der durch einen zusätzlichen Herzinfarkt verschlimmert wurde. Während seines Aufenthaltes in der Reha-Klinik beschloss er, sein Leben grundlegend zu ändern … und so startete seine Karriere als Fernsehkoch, Buchautor, Entertainer und Moderator.

Mit 66 Jahren fängt das Leben an?

Horst Lichter ist allerdings eine Ausnahme. Vier von fünf Schlaganfällen treffen Menschen, die älter als 65 Jahre sind. Oft wurde der größte Teil des bisherigen Lebens gearbeitet. Mit dem gesparten Geld sollte das Leben genossen werden: Restaurants, Theater, Kino, Fußballplatz, Wanderungen, Fahrradtouren, Fernreisen, Kreuzfahrt. Damit ist es auf einen Schlag vorbei.

Es gibt kein Zurück

Oft besteht das verständliche Bedürfnis aller Beteiligten, nach der Entlassung aus der klinischen Reha in den vor dem Schlaganfall bestehenden Alltag zurückzukehren. Doch dies ist leider nicht möglich! Praktisch jeder Schlaganfall hat massive Auswirkungen auf das, was Betroffene zu leisten vermögen. Das alte »Normal« funktioniert nicht mehr. Durch die umfassende Veränderung entsteht bei Angehörigen oft sogar der Eindruck, dass Betroffene plötzlich einen völlig anderen Charakter haben. Partner, Kinder und Freunde reagieren irritiert, fühlen sich überfordert, werden ungeduldig. Es kommt zu Unstimmigkeiten, Hilflosigkeit, Depressionen und zerstörten Beziehungen.

Kein Ende, sondern ein Anfang

Vieles lässt sich vermeiden, indem sich alle Beteiligten auf einen Neustart einstellen und akzeptieren, dass trotz derselben Darsteller ein neuer Film, ein neuer Lebensabschnitt beginnt. Das darf man auch als spannend und inspirierend, als lustvollen Anfang empfinden, der Möglichkeiten bietet, altes Verhalten und bekannte Vorlieben zu verändern oder abzulegen und mit Kraft, Mut und Neugier zu entdecken, was die neuen Umstände zu bieten haben.

Der Aufbau dieses Buches

Für die Anpassung an neue Umstände ist es hilfreich, wenn Betroffene diese Umstände zunächst realistisch einschätzen

> Die Kapitel des Buches orientieren sich am ersten Jahr nach dem Schlaganfall.

und sich auf diese Weise Einschränkungen möglichst nüchtern und sachlich vor Augen führen.

Erster Schritt: Bestandsaufnahme

Im Kapitel »Bestandsaufnahme und Blick in die Zukunft« (Seite 16) geht es deshalb darum, Ihren eigenen Zustand sowie vorhandene Fähigkeiten und Defizite festzuhalten. Eine erste Bestandsaufnahme sollten Sie ganz am Anfang durchführen. Darauf aufbauend können Sie Ihre Zukunft planen, realistische Ziele formulieren und konkrete Pläne zum Erreichen dieser Ziele schmieden. Sie sollten in regelmäßigen Abständen diese Bestandsaufnahme wiederholen und Ihre Ziele und Pläne aktualisieren.

Empfehlungen in zeitlicher Abfolge

Die darauffolgenden Kapitel gehen auf verschiedene Zeitabschnitte nach dem Schlaganfall ein. Sie fassen die speziellen Herausforderungen zusammen, die während der klinischen Reha und nach der Entlassung, wenn Sie wieder zu Hause sind, angegangen werden sollten. Dabei

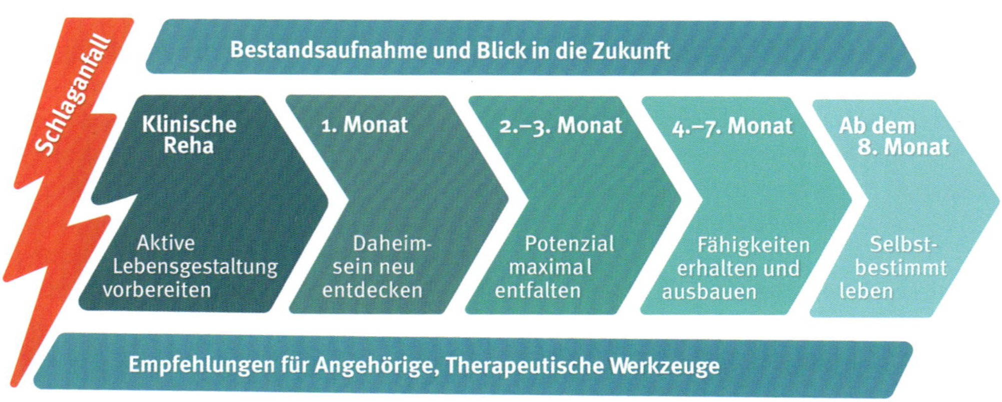

geht es vor allem um das erste Jahr nach dem Schlaganfall. Das ist der Zeitraum, in dem sich Ihr Gehirn am leichtesten an neue Anforderungen anpassen kann: Dies ist die entscheidende Phase für den Start in Ihr neues Leben!

Die Empfehlungen im Überblick

Wer einen Schlaganfall erleidet, hat normalerweise wenig Lust, Zeit und Geduld, lange Ausführungen zu lesen. Deshalb habe ich am Anfang jedes Kapitels meine wichtigsten Anregungen und Empfehlungen in Stichpunkten zusammengefasst. Wenn Sie die einzelnen Punkte gewissenhaft befolgen, sollten Sie für den Neustart nach dem Schlaganfall gut vorbereitet sein.

Ausführliche Infos, Beispiele, Hintergründe

Im weiteren Verlauf des jeweiligen Kapitels gehe ich ausführlicher auf die Themen ein, die in der Übersicht aufgeführt wurden. Fallbeispiele verdeutlichen, was gemeint ist und welche konkreten Erlebnisse in der therapeutischen Praxis zu meinen Empfehlungen geführt haben. Die Namen in den Beispielen habe ich natürlich geändert. Ich hoffe, dass Sie sich auf diese Weise ein eigenes Bild machen können und meine Tipps an Ihre Situation, Ihre Bedürfnisse und Ihre Wünsche anpassen können.

Angehörige nicht vergessen!

Auch Angehörige leiden unter den Folgen des Schlaganfalls. In den einzelnen Kapiteln gibt es bereits einige Tipps für sie. Im Kapitel »Empfehlungen für Angehörige« gehe ich noch einmal genauer auf das ein, was sie meiner Einschätzung nach wissen sollten. Ein ausführliches Beispiel eines besonders schweren Schlaganfalls verdeutlicht emotionale und praktische Herausforderungen.

Hilfreiche Methoden bei Schlaganfall

Im Kapitel »Therapeutische Werkzeuge« (Seite 84) erkläre ich die Aufgaben von Logopädie, Ergotherapie und Physiotherapie, gehe auf Bobath und andere Formen neurologischer Krankengymnastik ein und liste Methoden auf, die Ihnen beim Gestalten des Lebens nach dem Schlaganfall helfen könnten. Wichtig ist mir auch der kurze Exkurs zum Thema Depression am Ende des Kapitels.

Informationen, Adressen und Checklisten

Im Anhang finden Sie den von mir empfohlenen 5-Phasen-Therapieplan (Seite 99) in einer übersichtlichen Tabelle dargestellt sowie Vorschläge und Vorlagen für Checklisten (Seite 100), die bei der Bestandsaufnahme helfen.

Schließlich habe ich alle Adressen, Verbände, Vereine, Stiftungen und Informationen gesammelt, die für meine Begriffe in einem Buch über Schlaganfall nicht fehlen dürfen. Die Auflistung (Seite 106) erhebt natürlich keinen Anspruch auf Vollständigkeit, doch die Begriffe dienen als erste Anlaufpunkte, die Ihnen das Leben massiv erleichtern und helfen können, mit den verschiedenen Herausforderungen umzugehen.

Neue Bedingungen annehmen

Ein Schlaganfall verändert in fast allen Fällen das, was möglich ist. Fähigkeiten gehen verloren, manche davon für immer, andere können nur mit viel Zeit und Geduld wieder erworben werden. Zugleich müssen Betroffene oft erkennen, dass sie deutlich weniger Energie zur Verfügung haben als vor dem Schlaganfall.

Ich empfehle Ihnen, positiv und flexibel mit diesen Folgen umzugehen. Sowohl der Umgang mit Einschränkungen als auch die Rehabilitation klappen am besten, wenn dabei der ganze Mensch einbezogen wird: von Körper, Geist und Seele bis hin zum sozialen Umfeld. Das erfordert eine gesunde Mischung aus Disziplin und Engagement auf der einen Seite sowie von Ruhephasen und heiterer Gelassenheit auf der anderen Seite.

Lächelnd vorwärts gehen

Nicht immer lässt sich jeder Traum erfüllen. Aber ich rate dazu, die noch vorhandenen Kräfte gut zu nutzen, neugierig zu bleiben und mit Freude ins neue Leben zu starten. Nicht »aushalten« oder »durchstehen«, sondern entdecken, ausprobieren, genießen … Ohne übertriebenen Druck und ohne überzogene Erwartungen!

Ich habe die Erfahrung gemacht, dass Erfolge in diesem oder jenem Bereich weniger wichtig sind als die persönliche Einstellung. Ein neues Leben hat begonnen, in dem Möglichkeiten und Erfolg neuen Regeln folgen. Akzeptieren Sie die Situation, in der Sie sich befinden, und gehen Sie zufrieden oder besser mit einem Lächeln oder noch besser lachend voran!

Meine 10 Regeln für den Neustart

1. Akzeptieren Sie, was im Moment Stand der Dinge ist.
2. Konzentrieren Sie sich auf das, was noch alles möglich ist.
3. Setzen Sie sich Ziele und halten Sie sie schriftlich fest.
4. Gestalten Sie Ihre Therapie zusammen mit Angehörigen, Ärzten und Therapeuten und bringen Sie dabei Ihre eigene Perspektive und Ihre Ziele ins Spiel.
5. Rechnen Sie mit Rückschlägen: Sie gehören dazu.
6. Bringen Sie Struktur in Ihren Tagesablauf.
7. Fangen Sie so früh wie möglich an, Dinge selbstständig zu planen und durchzuführen.
8. Führen Sie ein Erfolgstagebuch.
9. Entdecken Sie neue Hobbys und Aktivitäten, die Ihnen Freude machen.
10. Haben Sie Verständnis! Für Angehörige, Freunde, Ärzte … und für sich selbst.

Empfehlungen, keine Befehle

Wie Sie die Tipps in diesem Buch umsetzen, liegt ganz bei Ihnen! Ich kann Ihnen vieles raten, was meiner Erfahrung nach funktioniert und hilft. Aber Sie sind ein Individuum, und jeder Schlaganfall hat andere Auswirkungen. Für all meine Empfehlungen gilt: Passen Sie diese an Ihre Situation, Ihre Möglichkeiten, Ihre Wünsche und Ihre persönlichen Vorlieben an, wenn Sie merken, dass Ihnen etwas sehr schwerfällt oder es nicht den gewünschten Effekt hat!

Das wichtigste Ziel ist, dass Sie (und Ihr Umfeld) zufrieden sind und positiv in die Zukunft gehen! Verlieren Sie dieses Ziel nie aus den Augen!

Starten Sie nun mit dem nächsten Kapitel, in dem es darum geht, den aktuellen Stand der Dinge festzuhalten, daran angepasst Ziele zu formulieren und anschließend zu planen, wie Sie diese Ziele erreichen können. Das empfehle ich unabhängig davon, ob Sie dieses Buch bereits während der klinischen Reha lesen (was der Idealfall wäre!) oder erst kurz oder lange nach der Entlassung aus der Klinik.

Bereit? Also dann: Legen wir los!

Bestandsaufnahme und Blick in die Zukunft

Wie ist der Status quo? Nach dem Schlaganfall machen Sie eine Bestandsaufnahme und leiten daraus Ihre Ziele und Pläne für die Zukunft ab.

Eine Bestandsaufnahme machen, sich Ziele setzen und Pläne entwickeln – das sollten Sie nach einem Schlaganfall als Erstes tun und regelmäßig wiederholen.

- Legen Sie sich ein Erfolgstagebuch zu.
- Machen Sie eine Bestandsaufnahme: Fähigkeiten und Defizite festhalten, nach persönlichen Prioritäten und Vorlieben ergänzen (Vorlagen finden Sie im Anhang, Seite 100).
- Formulieren Sie Ziele: Ziele sammeln, wichtigste Ziele auswählen, bei großen oder nicht direkt erreichbaren Zielen Zwischenziele festlegen.
- Planen Sie die Umsetzung der Ziele: Weg zum jeweiligen Ziel detailliert festhalten, Angehörige, Ärzte und Therapeuten einbinden, den Plan diszipliniert, aber unverkrampft umsetzen, schon den Versuch als Erfolg sehen.

Je nach persönlicher Einstellung kann es sein, dass man sich auf das konzentriert, was früher einmal möglich war. Vielleicht sehen Sie jede Einschränkung als inakzeptabel an. Oder Sie verzweifeln, weil Sie nur auf das blicken, was aktuell nicht funktioniert. Es spielen Träume und Wünsche mit hinein und verdecken den Blick darauf, wo Sie gerade stehen.

Stand der Dinge: Fakten schaffen

Ich möchte Sie deshalb als Erstes bitten, so nüchtern und sachlich wie möglich festzuhalten, was tatsächlich aktuell möglich ist … und was nicht. Denn nach einem Schlaganfall sind selbst grundlegende Fähigkeiten nicht mehr selbstverständlich. Einfachste Aktivitäten werden zur Herausforderung.

Stellen Sie sich diesen Herausforderungen! Beurteilen Sie dabei Ihre Leistungsfähigkeit so, als würden Sie sich selbst von außen betrachten. Ziehen Sie Therapeuten, Angehörige und Freunde hinzu. Wenn Sie nicht sicher sind: Probieren Sie es einfach aus! Seien Sie aber vorsichtig und setzen Sie sich keiner Verletzungsgefahr aus: Mut zum Realismus darf kein Mut zum Risiko werden. Beachten Sie, dass nach einem Schlaganfall die eigenen Fähigkeiten oft überschätzt werden!

Fähigkeiten im Erfolgstagebuch notieren

Ich empfehle, dass Sie sich ein Erfolgstagebuch zulegen. Suchen Sie sich ein schönes kleines Buch mit leeren Seiten, das zu Ihnen passt. Nutzen Sie es zunächst dafür, den Stand der Dinge festzuhalten. Anschließend können Sie kleine und große Erfolgserlebnisse notieren. Was Sie festhalten, hängt dabei allein davon ab, was Sie als wichtig empfinden. Und vielleicht werden Sie eines Tages zurückblättern und erstaunt erkennen, was für einen weiten Weg Sie zurückgelegt und wie viel Sie bereits geschafft haben!

Diese systematische Bestandsaufnahme sollten Sie in regelmäßigen Abständen wiederholen und mit Datum festhalten. So können Sie sich über Fortschritte freuen ... und konsequent auf etwaige Rückschritte reagieren. Für Gespräche mit Ärzten und Therapeuten sind diese Bestandsaufnahmen enorm hilfreich!

Checklisten für die Bestandsaufnahme

Wer einen neutralen Blick auf seine Fähigkeiten werfen möchte oder Wert auf eine möglichst professionelle Selbsteinschätzung legt, der kann zur Bestandsaufnahme die FAM-Checkliste (Seite 102) im Anhang nutzen. Sie zählt verschiedene grundlegende Fähigkeiten auf und beurteilt sie nach einem standardisierten Bewertungssystem, das auch Therapeuten und Ärzte nutzen. Ich empfehle Ihnen, sich diese Checkliste zumindest einmal anzusehen. Gerne können Sie die FAM-Checkliste um eigene Punkte ergänzen, die für Sie besonders wichtig sind. Sie können auch die von mir erstellte vereinfachte und praktisch orientierte Checkliste verwenden. Auch diese finden Sie im Anhang (Seite 101).

Eigene Wege gehen

Es geht hier um Ihr Wohlbefinden, Ihre Zufriedenheit, Ihr Glück. Falls die vorgeschlagenen Checklisten Ihnen nicht zusagen, können Sie Ihre Bestandsaufnahme auch in anderer Form durchführen. Neben dem Erstellen einer eigenen Checkliste können Sie Ihren Status auch einfach in Form eines Briefes festhalten, eine Sprachnachricht aufnehmen oder ein Video erstellen ... Sie bestimmen selbst, welcher Weg für Sie am besten passt!

In jedem Fall sollten Sie den Stand der Dinge bei Fähigkeiten festhalten, die Ihnen persönlich wichtig sind. Sei es eine bestimmte Sportart, ein Hobby, Gärtnern, Radfahren, Wandern, Basteln, Malen, Kochen, ein Musikinstrument spielen ... Jeder Mensch hat eigene Vorlieben. Ein Schlaganfall reduziert das Leben aufs Wesentliche: Wer positiv damit umgeht, zieht daraus eine Lehre und konzentriert sich auf das, was ihm wirklich wichtig ist. Es kann durchaus sein, dass dieses

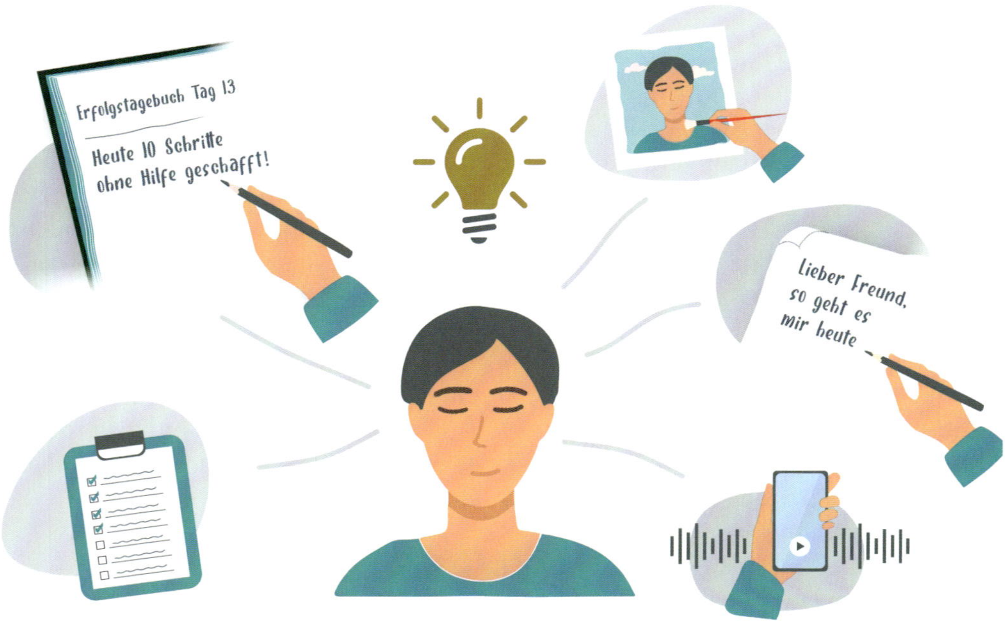
Erfolgstagebuch Tag 13
Heute 10 Schritte ohne Hilfe geschafft!
Lieber Freund, so geht es mir heute

Halten Sie Ihre Bestandsaufnahme so fest, wie es für Sie am besten passt.

Wichtigste zunächst darin besteht, sich ohne Hilfe auf die Seite zu drehen oder allein auf der Bettkante sitzen zu können.

Bestandsaufnahme spielerisch angehen

Seien Sie nicht schockiert über das, was nicht mehr klappt! Sehen Sie es eher so, dass Sie noch so vieles haben, das Sie verbessern können. Wenn Sie Defizite schriftlich festhalten, dann sind das erst einmal Fakten, die helfen, den Stand der Dinge zu akzeptieren. Nehmen Sie es sportlich: Letztlich stellt jede Einschränkung zugleich eine Herausforderung dar. Und gerade das, was uns erst nach vielen Bemühungen gelingt, sorgt für besonders viel Freude und Zufriedenheit!

Was ist dabei das Wichtigste? Humor! Trauern über verlorene Fähigkeiten wäre angemessen und verständlich. Es hilft aber nicht weiter! Deshalb lade ich Sie dazu ein, der Situation mit einem Witz oder einem Scherz die Schärfe zu nehmen. Ihnen fallen eigenständige Schritte schwer? »Ist ja genau wie bei einem Kleinkind! So jung hab' ich mich schon lange nicht mehr gefühlt!«

Mediziner haben festgestellt, dass eine Minute Lachen so erfrischend wirkt wie 45 Minuten Entspannungstraining! Auch in der Therapie geht mit lustigen Anekdoten, Spaß und einem Lächeln alles leichter. Versuchen Sie, so leicht wie möglich mit der neuen Situation umzugehen. Optimismus und Freude helfen in jedem Fall mehr als Wut, Ängste und Sorgen!

Ziele: konkret, erreichbar, motivierend

Nachdem Sie den Stand der Dinge festgehalten haben, sollten Sie Ziele formulieren. Schreiben Sie zunächst alle Ziele auf, die Sie erreichen wollen, egal, wie unrealistisch sie aktuell erscheinen mögen! Unterteilen Sie anschließend große Ziele in Zwischenschritte: Wenn Sie einen Halbmarathon laufen wollen, im Moment aber nicht einmal allein zur Toilette gehen können, so müssen Sie zunächst Letzteres erreichen. Dann folgen weitere Schritte wie der Gang um den Block, der eigenständige Einkauf, erste Laufschritte usw.

Bestimmen Sie danach, welche Ziele Ihnen besonders wichtig sind: Das sind die Bereiche, auf die Sie sich konzentrieren sollten. Beschränken Sie sich dabei auf ein bis maximal drei Ziele und achten Sie darauf, dass diese auch tatsächlich in einem Zeitraum von einigen Wochen oder Monaten erreichbar sind. Wenn Ihnen die Auswahl schwerfällt: Stellen Sie sich den Erfolg in verschiedenen Bereichen vor und wählen Sie dann das Ziel aus, bei dem Sie sich besonders energiegeladen und motiviert fühlen. Zwei Grundregeln: Lieber einfache Ziele wählen und immer der Begeisterung folgen!

Vom Ziel zum Plan zur Umsetzung

Machen Sie sich einen Plan, wie Sie diese wichtigsten Ziele erreichen möchten. Überlegen Sie, was dafür notwendig ist, und holen Sie Angehörige, Ärzte und Therapeuten ins Boot: So erhalten Sie auch eine Rückmeldung, wie realistisch Ihr Ziel ist. Ihre eigenen Möglichkeiten sind durch den Schlaganfall reduziert. Deshalb sollten Sie sich jede Hilfe und Unterstützung besorgen, die Sie bekommen können.

Bitte beachten Sie bei der Umsetzung: Nach einem Schlaganfall ist alles Neuland! Bleiben Sie also flexibel und lassen Sie sich nicht entmutigen, wenn sich scheinbar leicht erreichbare Ziele als zu schwer oder unmöglich herausstellen. Sie lernen sich gerade selbst neu kennen, da kann es immer Überraschungen geben! Es gilt, dranzubleiben und Ihr Ziel so diszipliniert wie möglich zu verfolgen – aber nicht um jeden Preis! Sehen Sie es am besten so: Schon Ihr ernsthafter Versuch, Ihr Ziel zu erreichen, ist ein Erfolg! Wenn Sie das Ziel erreichen: umso besser!

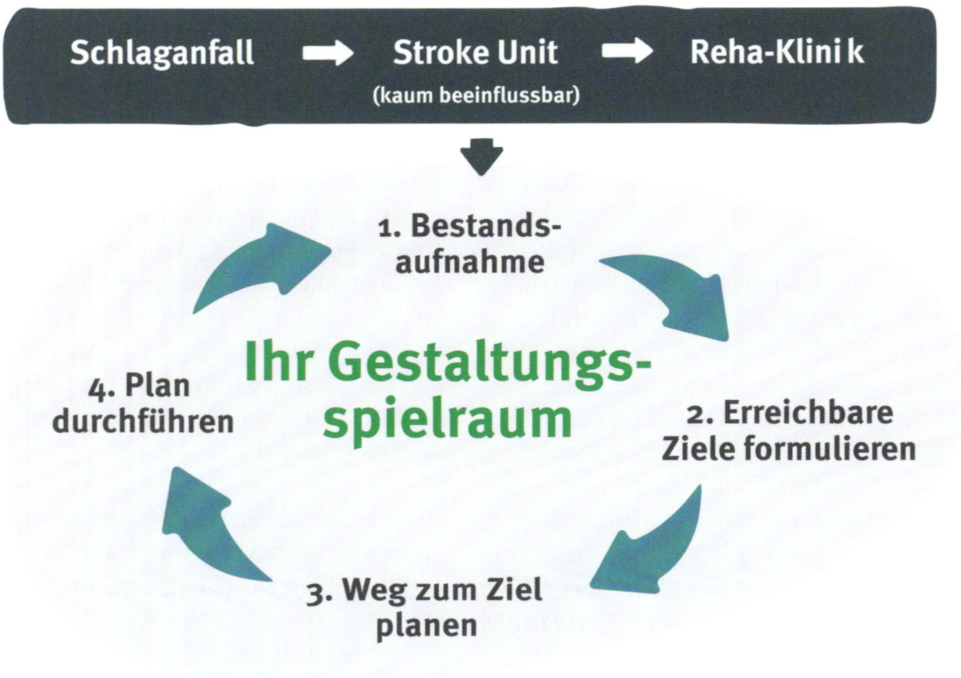
Schlaganfall
Stroke Unit
(kaum beeinflussbar)
Reha-Klinik
1. Bestands-aufnahme
2. Erreichbare Ziele formulieren
3. Weg zum Ziel planen
4. Plan durchführen
Ihr Gestaltungs-spielraum

Die realistische Bestandsaufnahme hilft Ihnen beim Gestalten Ihrer Zukunft.

Fallbeispiel

Der glücklichste Tanz des Lebens

Ludwig M. erlitt mit 84 Jahren einen Schlaganfall und konnte nicht mehr eigenständig gehen. Als echter Gentleman und Kavalier alter Schule hatte er nur einen Wunsch: mit seiner Frau an ihrer Goldenen Hochzeit einen Wiener Walzer tanzen! Wir trainierten und Ludwigs liebevolle Frau stand uns von Beginn an zur Seite. Jede seiner Bemühungen war ein Liebesbeweis: Wenn er sein Ziel nicht erreicht hätte, wäre sie trotzdem glücklich gewesen.

Doch es klappte: Am Tag der Goldenen Hochzeit überreichte Ludwig seiner Frau 50 Rosen und sie tanzten mit Tränen in den Augen den glücklichsten Tanz ihres Lebens!

Das oberste Ziel: Lebensglück!

Mein Ziel ist, dass Sie so glücklich und zufrieden wie möglich leben, jetzt und in der Zukunft! Ein berühmtes Sprichwort lautet: »Glück ist kein Ziel, Glück ist ein Weg.« Deshalb gilt: Überfordern Sie sich nicht! Es gilt aber auch: Wollen Sie über verlorene Fähigkeiten und mangelnde Energie klagen und sich bedauern? Oder wollen Sie Ihr Leben in die Hand nehmen, Ihre Möglichkeiten entwickeln, Ihre Ziele an die aktuelle Lage anpassen und möglicherweise sogar einen neuen Lebenssinn suchen? Anders gefragt: Was nützt es, einen Schlaganfall zu überleben, wenn man sich danach ständig schlecht fühlt, unter allzu begrenzten Möglichkeiten leidet und vergangenen Zeiten nachtrauert?

Fallbeispiel

Einfach aufstehen

» *Die »Sportschau«-Moderatorin Monica Lierhaus musste sich mit 39 Jahren wegen eines lebensbedrohlichen Aneurysmas einer Hirnoperation unterziehen. Sie lag monatelang im künstlichen Koma. Danach musste sie alles neu lernen, vom Sprechen bis zum Laufen.*

Rund 12 Jahre nach dem Eingriff berichtete sie in einem Interview, dass sie sehr stolz darauf sei, wieder allein vom Boden aufstehen zu können. Das habe 10 Jahre gedauert und es erforderte viele Stunden Physiotherapie, diesen aus der Perspektive gesunder Menschen eher unbedeutenden Erfolg zu erzielen. Als Nächstes möchte sie lernen, sich ohne Hilfe Zöpfe zu binden.

Das Beispiel von Monica Lierhaus illustriert sehr schön, worum es geht: ein Ziel festzulegen und daran zu arbeiten, es zu erreichen, auch wenn das Ziel selbst nicht spektakulär klingt und bis zum Erfolg eventuell Jahre vergehen. Monica Lierhaus ist inzwischen Botschafterin der Stiftung Schlaganfall-Hilfe Deutschland. Sie ist ein Vorbild für andere Betroffene, macht Mut und schenkt Hoffnung … hoffentlich auch Ihnen!

Aktive Lebensgestaltung vorbereiten

Was kommt nach der klinischen Reha? Die Rückkehr nach Hause will gut vorbereitet sein. Hier erfahren Sie, was zu bedenken ist.

Die folgenden Schritte sollten Sie so schnell wie möglich umsetzen, idealerweise schon während der klinischen Reha.

Gespräche mit klinischen Mitarbeitern in der Reha

- Entlassungsbericht: möglichst schnell, idealerweise direkt bei Entlassung
- benötigte Medikamente und sinnvolle Hilfsmittel besprechen und festlegen
- mit Therapeuten ein allein durchführbares Übungsprogramm einüben
- Informationsquellen, Hilfsnetzwerke, geeignete Therapeuten und Sanitätshäuser erfragen

Termine vereinbaren

- Termin mit Hausarzt so schnell wie möglich nach der Reha
- Termine mit Therapeuten so schnell wie möglich nach Termin mit Hausarzt
- Pflegedienste, Haushaltshilfen etc. organisieren

Stand der Dinge festhalten und Ziele setzen

- Bestandsaufnahme vornehmen und in Erfolgstagebuch festhalten
- Stand der Dinge bei allen Fähigkeiten festhalten, die Ihnen wichtig sind
- Ziele notieren, die Sie erreichen wollen

Tipps für Angehörige

- bei Bedarf helfen und alle Aufgaben übernehmen, die Betroffene nicht selbst erledigen können
- Rückkehr nach Hause vorbereiten
- für Ruhe in der Zeit nach der Entlassung sorgen

Vorbereitungen während der klinischen Reha

Ihr Neustart beginnt schon in der Klinik. Nutzen Sie die Zeit dort, um Informationen, Adressen und Angebote für soziale Kontakte zu sammeln. Bei schwerwiegenden Schlaganfällen kann sich die klinische Reha über Monate hinziehen, in der Regel dauert sie jedoch nur drei Wochen. Sie haben also nicht viel Zeit! Denn Sie wollen direkt nach der Rückkehr loslegen, um Ihre Ziele zu erreichen und einen neuen, funktionierenden Alltag wiederherzustellen.

Dazu gehören vor allem erste Besuche beim Hausarzt und bei Therapeuten, die Sie möglichst kurz nach der Klinikentlassung terminieren sollten. Das erfordert Planung, Zeit und Geduld. Betroffene und Angehörige sollten diese Aufgaben gemeinsam angehen. So bereiten Sie den Weg zu einem neuen Alltag vor, der es ermöglicht, unter den veränderten Umständen neue Sicherheit und Selbstvertrauen zu entwickeln.

Wichtiger Baustein: der Entlassungsbericht

Eigentlich sollten Sie zu diesen ersten Terminen einen Entlassungsbericht der klinischen Reha mitnehmen können, der unter anderem Informationen zu empfohlenen Medikamenten und Hilfsmit-

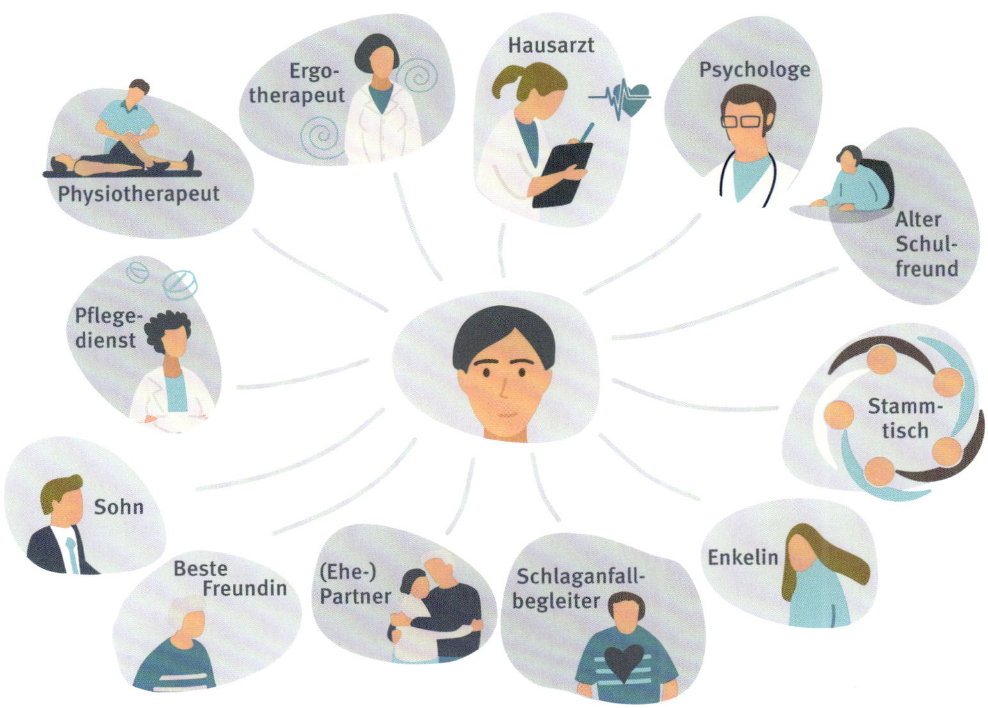

Wichtig für Ihre Zufriedenheit: ein starkes Netzwerk aus Helfern und Freunden

teln enthält. Meiner Erfahrung nach ist es aber alles andere als selbstverständlich, dass dieser Bericht direkt bei der Entlassung vorliegt. Wenn Sie so früh wie möglich bei Ärzten, Therapeuten und anderen Klinikmitarbeitern darauf hinweisen, dass Sie den Entlassungsbericht tatsächlich sofort bei der Entlassung benötigen, haben Sie jedoch gute Chancen, ihn rechtzeitig zu bekommen.

Im Notfall sollten Sie auch ohne Entlassungsbericht zu Hausarzt und Therapeuten gehen. Diese müssen sich dann im Vorfeld per Telefon bei einem Ansprechpartner in der klinischen Reha über Ihren Zustand informieren. Wenn Sie oder Ihre Angehörigen in der klinischen Reha um die Kontaktdaten für einen solchen Ansprechpartner bitten, machen Sie es allen Beteiligten leichter … und erhöhen die Chancen, dass der Entlassungsbericht doch noch rechtzeitig fertiggestellt wird!

Persönliches Umfeld stärken

Partnerschaftliche Zusammenarbeit und einfühlsame, vertrauensvolle Beziehungen sind bei der Gestaltung des gemeinsamen Alltags nach der klinischen Reha entscheidend. Das gilt auch für Pflegekräfte, Ärzte und Therapeuten: Neben der fachlichen Kompetenz ist hier sehr viel Persönlichkeitskompetenz erforderlich. Doch unabhängig davon, wer Ihnen auf Ihrem Weg zur Seite steht: Am Ende sind Sie allein dafür verantwortlich, neuen Mut und Hoffnung in Ihr Leben zu lassen!

Fallbeispiel

Ein zufriedener, glücklicher Mensch

» *Karl S. war erfolgreicher Fußballer und Torschützenkönig, er hatte viele Freunde und eine junge, schöne Freundin, die ein Kind von ihm erwartete. Einen Tag nach seinem 30. Geburtstag erlitt er einen schweren Schlaganfall mit Sprachverlust.*

Nach einem Jahr waren alle Freunde weg, ebenso die Freundin mit dem Kind. Karl lebte in einer kleinen Sozialwohnung, ein Rentner, dem nach allen Ausgaben monatlich 50 Euro Taschengeld blieben. Als er vereinsamt und abgemagert in meine Praxis schlurfte, bot er einen schrecklichen Anblick. Ich hatte bei jedem Abschied Angst, dass er Selbstmord begehen würde.

Doch bei der gemeinsamen Arbeit stellten sich Erfolge ein und damit war Karls sportlicher Ehrgeiz wieder geweckt. Lähmungen und Sprache wurden nicht unbedingt besser. Trotzdem kämpfte er sich zurück ins Leben, er half mir bei meinen Kursen und wir besuchten Heimspiele von Kickers Offenbach.

Jetzt, über 20 Jahre später, sitzt Karl fast jeden Tag in meiner Praxis und trinkt Cappuccino. Er fährt eine durch Spendengelder finanzierte Akku-Vespa, übernimmt kleine Aufgaben und ist überall als Hoffnungs- und Mutmacher für Schlaganfall-Betroffene bekannt. Er ist der zufriedenste, glücklichste und hilfsbereiteste Mensch, den ich kenne!

Wie das Fallbeispiel zeigt, kann der Weg zurück manchmal lang und steinig sein. Man kann alles verlieren, in ein tiefes Loch fallen und glauben, dass es nicht schlimmer kommen kann, nur um genau das dann am eigenen Leib zu erfahren. Aber wenn Sie das durchstehen und es schaffen, trotzdem zu lächeln, haben Sie die Chance, ein ganz besonderer Mensch zu werden!

Hilfe suchen und annehmen

Sie müssen nicht alles allein machen. Wenn Sie sich helfen lassen, werden Sie nicht schwächer, sondern stärker. Die meisten von uns sind es gewohnt, ihr privates Umfeld abzuschirmen und selbstständig zu gestalten. Ungern machen wir uns dabei von anderen abhängig. Durch einen Schlaganfall und seine Folgen ändert sich die Situation und das bringt viele an ihre Belastungsgrenzen. Bevor es so weit kommt: Holen Sie sich Hilfe! Behalten Sie auch Bedürfnisse und Sorgen von Angehörigen, Verwandten und Freunden im Blick: Für sie ist die neue Situation ebenfalls eine Herausforderung, auch sie brauchen Beratung und Unterstützung.

Fragen Sie Ärzte und Therapeuten in der klinischen Reha, welche Herausforderungen im privaten Umfeld auf Sie zukommen und welche Hilfestellungen sie empfehlen. Auch praktische Hilfsmittel sollten bei der Heimkehr möglichst schon bereitstehen, sofern sie für einen reibungslosen Alltag nötig sind. Überlegen Sie genau, was diese Hilfsmittel leisten sollen!

Üblicherweise erfahren Sie während der klinischen Reha, welche Hilfsmittel Sie benötigen. Vielleicht erhalten Sie diese auch direkt von einem eingebundenen Sanitätshaus. Für die Versorgung nach der Reha fragen Sie am besten nach, welches Sanitätshaus in Ihrer heimischen Umgebung besonders zu empfehlen ist, denn auch in diesem Bereich sind Erfahrung und gute Beratung Gold wert.

Fallbeispiel

Die richtigen Hilfsmittel machen's möglich

» *Als ich zu Clara P. gerufen wurde, erwartete mich die ganze Familie bereits hoffnungsvoll. Clara litt durch den Schlaganfall unter Schmerzen am ganzen Körper, Therapie war nur per Hausbesuch möglich, der Transfer in den*

Rollstuhl dauerte 30 Minuten, nach 10 Minuten tat ihr alles weh und sie wollte nur noch zurück ins Bett. Sie wirkte auf mich erschöpft und traurig.

Das erklärte Ziel: zumindest für ein oder zwei Stunden im Rollstuhl auf der wunderschönen Terrasse in der Sonne sitzen! Ich rief im Sanitätshaus an und fragte, ob wir den Rollstuhl gegen einen Liege-Rollstuhl austauschen könnten. Damit kann man leicht vom Sitzen zum Liegen wechseln, ohne den Rollstuhl zu verlassen. Antrag bei der Krankenkasse gestellt, eine Woche später hatte Clara ihren Liege-Rollstuhl und konnte bereits zwei Stunden draußen bleiben. Bald fuhr sie durch Wiesen und Wald und bis ins Eiscafé im Dorf – Lebensqualität pur!

Die sehr engagierten Angehörigen waren sprachlos. Warum hatte vorher keiner auf diese Möglichkeit hingewiesen? Gute Frage!

Unterstützung frühzeitig planen

Ich möchte Sie ausdrücklich ermutigen, im Zweifel lieber früher als später Hilfe von Sozialarbeitern, Pflegediensten und Fachpersonal anzufordern. Das gilt insbesondere für die Anfangszeit nach der Entlassung aus der klinischen Reha!

Checkliste Vergangenheit

- Was war mein Persönlichkeitsprofil vor dem Schlaganfall?
- Was war mir wichtig in meinem Leben?
- Was waren meine 3 positivsten Eigenschaften?
- Welche Menschen standen mir am nächsten?
- Was habe ich in meiner Freizeit gern gemacht?
- Sofern relevant: Wo stand ich in meinem Beruf?

Haben Sie schon eine Bestandsaufnahme (Seite 100) gemacht, Ziele formuliert und Pläne geschmiedet, wie diese erreicht werden können? Dies ist enorm wichtig, um den Bedarf an Therapie, Hilfen und Hilfsmitteln besser einschätzen zu können! Auf diese Weise können Sie Ihr Leben aktiv gestalten, statt passiv die rein medizinisch naheliegenden Notwendigkeiten über sich ergehen zu lassen. Nehmen Sie das Heft des Handelns fest in Ihre Hand!

Befreit in die Zukunft gehen

Der Schlaganfall reißt Menschen mitten aus ihrem gewohnten Leben. Deshalb empfehle ich, zu Beginn auf die Zeit vor dem Schlaganfall zurückzublicken. Nehmen Sie dabei auch die Hilfe von Ihren engsten Angehörigen und Freunden in Anspruch: Nicht immer bleiben Erinnerungen vom Schlaganfall verschont … und wenn wir ehrlich sind, dann fällt es jedem schwer, sich selbst wirklich neutral und objektiv einzuschätzen. Doch das, was uns am meisten begeistert, ist uns gewöhnlich auch nach einem Schlaganfall wichtig.

Anschließend können Sie darüber nachdenken und bestimmen, was in welcher Form auch in der Zukunft eine Rolle spielen soll und kann. Nutzen Sie diese Gelegenheit, konsequent und entschlossen Abschied von Zielen, Wünschen und Träumen zu nehmen, die im Leben nach dem Schlaganfall keine Rolle mehr spielen werden. Bereiten Sie sich auch darauf vor, dass sich das Verhältnis zu Menschen in Ihrem Umfeld verändern kann.

Checkliste Zukunft

- Was hat sich durch den Schlaganfall am meisten verändert? Was ist gleich geblieben?
- Wie wirkt sich das auf meine Eigenschaften, meine Lebensgestaltung und meine Beziehungen zu anderen Menschen aus?
- Welche Möglichkeiten habe ich, und wie will ich sie nutzen?
- Sofern relevant: Welche beruflichen Optionen habe ich? Kann und will ich meinen Beruf weiter ausüben oder steht eine Umorientierung an?

10 Fragen an Mitarbeiter in der Reha

Nehmen Sie möglichst viele Informationen aus der klinischen Reha mit. So können Sie sich optimal darauf vorbereiten, ohne die professionelle Unterstützung durch ein großes Team vor Ort klarzukommen. Die folgenden Fragen können Sie dem klinischen Fachpersonal in der Reha stellen – aber auch Ihrem Hausarzt, den Therapeuten und der Krankenkasse.

1. Wie und wann bekomme ich den Entlassungs-/Abschluss-Bericht (am besten direkt mit der Entlassung!)?
2. Wie wird die medizinische Betreuung organisiert? Wie steht es mit der Medikamentenversorgung?
3. Welche Verhaltensregeln sollte ich nach der Klinikentlassung zu Hause befolgen?
4. Welche Belastungen kommen auf mich und meine Angehörigen zu? Wie kann ich diese Belastungen minimieren und meine Selbstständigkeit so weit wie möglich erhalten (z. B. durch Hilfsmittel, Umgestaltung der häuslichen Umgebung, Pflegedienste etc.)?
5. Wie können meine Angehörigen für korrekte Hilfestellungen angeleitet werden?
6. Welche weiterführenden Therapien im ambulanten Bereich sind empfehlenswert?
7. Wo gibt es gute, auf neurologische Krankengymnastik spezialisierte Therapeuten mit barrierefreien Praxen (sofern notwendig) in meiner Umgebung? Welche Methode neurologischer Krankengymnastik wäre für mich am besten geeignet (Bobath, Vojta oder PNF)?

8. Gibt es ein Übungsprogramm, das ich selbst daheim durchführen kann? Können wir das bitte gemeinsam einüben?
9. Wie steht es mit dem Pflegegrad, mit Zuschüssen und Versicherungen? Was muss ich wann und wo anpassen, beantragen oder melden, und welche Fehler sollte ich dabei vermeiden?
10. Gibt es Informationen bzw. Broschüren zu speziellen Angeboten für Schlaganfall-Betroffene, insbesondere in meiner Umgebung (z. B. Schlaganfall-Selbsthilfegruppen, Schlaganfall-Lotsen, ehrenamtliche Helfer)?

Infos für Angehörige und Freunde

Der Schlaganfall schädigt das Gehirn. Die Folge: Alles kostet mehr Kraft und Nerven. Nehmen Sie als Angehörige deshalb Rücksicht auf den Zustand des Betroffenen. Rechnen Sie mit großen Stimmungs- und Leistungsschwankungen und schätzen Sie am besten im Gespräch mit Ärzten und Therapeuten ein, was für die Rückkehr nach Hause notwendig ist.

Fallbeispiel

Das Treppenproblem

» *Eines Morgens rief mich Johanna T. an. Ihr Mann sollte in fünf Tagen aus der klinischen Reha entlassen werden. Sie wohnten im dritten Stock. Weil ihr Mann noch keine Treppen steigen konnte, erhielt er vom Sanitätshaus einen Rollstuhl, der auch Treppen bewältigen kann. Jetzt war sie unsicher, wie dieser zu bedienen sei. Im Sanitätshaus erfuhr sie nur, dass dies der Therapeut erklären werde. Sie hatte aber noch keinen Therapeuten!*

Zum Glück konnte ich Johanna trotz der kurzen Zeitspanne rechtzeitig eine qualifizierte Therapeutin vermitteln.

Das im Fallbeispiel beschriebene Problem und ähnliche Schwierigkeiten sind keine Ausnahmen. Manches scheinbar kleine Problem, das man leicht übersieht, stellt Angehörige und Verwandte vor große Herausforderungen. Einige davon lassen sich leicht bewältigen, manchmal braucht es viel Engagement und Hartnäckigkeit. Aber in einigen Fällen gibt es kein passendes Hilfsmittel oder keine Lösung. So kann ein Schlaganfall beispielsweise auch dazu führen, dass kurzfristig ein Umzug notwendig wird!

Oft haben Partner, Angehörige und Verwandte ein starkes Bedürfnis, alle Aufgaben selbst zu erledigen. Ich habe erlebt, wie manche dabei an die Grenzen

Checkliste für Angehörige

- Planen Sie genügend freie Zeit nach der Entlassung aus der Reha ein.
- Eine Willkommensfeier nach der klinischen Reha ist eine gute Idee! Aber eine kurze Feier im kleinen Kreis passt normalerweise besser als ein rauschendes Fest.
- Bereiten Sie das Zuhause vor: Welche Umgestaltungen sind notwendig, um maximale Mobilität und Eigenständigkeit zu ermöglichen?
- Besorgen Sie Hilfsmittel: Lassen Sie sich von Ärzten und Therapeuten beraten, vereinbaren Sie nötigenfalls einen Termin im Sanitätshaus möglichst direkt nach Entlassung aus der Reha.
- Organisieren Sie Helfer: Wie hilfsbereit sind Familie und Freunde? Welche Helfer werden zusätzlich benötigt, um die Belastung für alle Beteiligten zu minimieren? Informieren Sie sich, wo zusätzliche Unterstützung beantragt werden kann, welche Anbieter es in der Nähe gibt und ob diese Kapazitäten frei haben.

ihrer Belastbarkeit gehen. Achten Sie deshalb von Anfang an darauf, dass Sie sich im Rahmen von Hilfestellungen und Unterstützung nicht überlasten und selbst weiterhin genügend Freiräume haben, um auch langfristig zufrieden und positiv zu bleiben.

1. Monat: Daheimsein neu entdecken

In diesem Kapitel lesen Sie, wie es Ihnen gelingt, sich im gewohnten Umfeld mit all den neuen Anforderungen zurechtzufinden.

Entspannt und tolerant in den ersten Wochen

- vertraute Umgebung neu kennenlernen
- Alltag strukturieren und schrittweise aktiver gestalten
- Medikamente regelmäßig einnehmen und andere gute Gewohnheiten etablieren
- Aktivität und Ruhe an Zustand anpassen
- möglichst viele alltägliche Aufgaben selbstständig erledigen (ohne Verletzungsrisiko!)
- täglich Übungen machen (von Therapeuten zeigen lassen)

Erster Termin beim Hausarzt – so schnell wie möglich nach der Reha

- Gesundheitszustand, Einschränkungen, Ziele und Pläne besprechen
- Medikamente: abgleichen mit Entlassungsbericht aus der Reha
- Therapie nach 5-Phasen-Therapieplan (Seite 99) verordnen lassen
- Hilfsmittel und Unterstützung (Pflegedienste, Haushaltshilfen ...) besprechen

Erste Termine bei Therapeuten

- Logopäde bei Sprech- und Schluckproblemen
- Physio- und Ergotherapie bei Einschränkungen körperlicher Funktionen, je ein- bis zweimal pro Woche (50–60 Minuten je Behandlung)
- Einschränkungen und Ziele notieren und beim ersten Termin besprechen
- Übungen für Heimtrainingsprogramm besprechen bzw. einstudieren

Tipps für Angehörige

- Ein Schlaganfall reduziert die Leistungsfähigkeit: für nötige Ruhe sorgen.
- Eigenständigkeit unterstützen, aber bei Bedarf helfen und Hilfe organisieren
- aktuellen Stand akzeptieren und auf dieser Basis optimistisch in die Zukunft aufbrechen

Direkt nach der Entlassung, im ersten Monat nach der klinischen Reha, sind zwei Dinge wichtig: Sie müssen sich zunächst an die neuen Umstände gewöhnen und zugleich auf eine Phase intensiver Physiotherapie vorbereiten.

Die Eingewöhnungsphase

Was wir denken und glauben, hat enorme Auswirkungen darauf, wie wir unser Leben gestalten. Es prägt nicht nur unser Handeln, sondern wirkt sich auch direkt auf Prozesse im Körper aus. Somit werden Regeneration, Rehabilitation und der Umgang mit den Folgen des Schlaganfalls von Ihrer Einstellung und Ihren Überzeugungen bestimmt.

Mit der Entlassung aus der klinischen Reha sehen viele Betroffene den Heilungsprozess nach dem Schlaganfall als mehr oder weniger abgeschlossen an. Mit der Rückkehr ins eigene Heim beginnt der Rest des Lebens, der sich am Status quo orientiert. Die im Folgenden aufgeführten Glaubenssätze begegnen mir immer wieder.

5 falsche Glaubenssätze für den Neustart:

1. Alle negativen Prognosen treten tatsächlich ein.
2. Das Potenzial des Gehirns ist nach der klinischen Reha ausgeschöpft.
3. Die Zeit für effektive Rehabilitation ist irgendwann vorbei.
4. Von einem Schlaganfall Betroffene und ihre Angehörigen sind der Situation hilflos ausgeliefert.
5. Das Leben nach dem Schlaganfall hat weder Sinn noch Qualität.

Meine Erfahrung aus jahrelanger Praxis:

1. Gerade bei Schlaganfall liegen Prognosen oft falsch!
2. Das Gehirn ist unglaublich flexibel und anpassungsfähig und hat ein Potenzial, das kein Mensch vollständig ausschöpfen kann!
3. Selbst nach vielen Jahren lassen sich erstaunliche Fortschritte machen … ich habe es selbst immer und immer wieder erlebt!
4. Wer sein Leben positiv gestalten will, der kann das auch nach dem Schlaganfall!
5. Jeder, wirklich jeder kann sich neu erfinden und ein gutes, erfülltes Leben führen, auch wenn es vielleicht anders aussieht als das Leben vor dem Schlaganfall!

Also: Nicht resignieren, sondern gelassen, optimistisch und mit Freude durchstarten!

Der erste Monat nach der klinischen Reha

Ich empfehle Ihnen und allen Beteiligten, es bei der Rückkehr nach Hause langsam angehen zu lassen. Alle freuen sich und überfallen Sie mit ihrer Zuneigung und ihrer Anteilnahme. Da kommen viele Gesichter, viele Stimmen und die verschiedensten Eindrücke zusammen. Das ist sicher gut gemeint! Aber Ihr Gehirn kann diese vielen Sinneseindrücke noch nicht verarbeiten und wird schnell überfordert.

Genau wie ein gebrochenes Bein braucht auch ein vom Schlaganfall betroffenes Gehirn Ruhe, um zu heilen. Leider wird das vom Umfeld oft als »Faulheit«, »fehlender Wille«, »Undankbarkeit« oder »Lustlosigkeit« interpretiert. Wenn dann noch häusliche Probleme dazukommen, kann das Ganze leicht eskalieren – Streit und Frustration sind die Folge. Deswegen empfehle ich ein entspanntes Eingewöhnen! Kurze Besuche der wichtigsten Freunde und gemütliches Beisammensein im kleinen Kreis statt großer Feiern.

Daheim in der Fremde

Früher war es üblich, nach einer Kur oder Reha erst einmal zwei Wochen Erholungsurlaub zu bekommen, bevor wieder mit der Arbeit begonnen wurde. Ähnlich handhaben dies Profi-Sportmannschaften bei der Saisonvorbereitung. Auch ich empfehle Ihnen eine solche Ruhephase nach Schlaganfall und klinischer Reha: Sie spielt für die Regeneration des Gehirns eine wichtige Rolle.

Mit der Entlassung aus der klinischen Reha knüpfen Sie an ein Leben an, das nicht mehr so ist, wie es mal war. Fast jeder Schlaganfall verändert Fähigkeiten, Eigenschaften und den Ausblick auf die Zukunft. Gestalten Sie diese Veränderung gemeinsam mit den Menschen, die Ihnen nahestehen! In den ersten Tagen und Wochen nach der Heimkehr haben Sie viel zu verarbeiten, da die bisher vertraute Umgebung und normales Verhalten teilweise nicht mehr vertraut und normal sein können. Nehmen Sie sich nicht zu viel vor! Geben Sie Ihrem Gehirn die nötige Zeit, um sich zu erholen und sich neu zu strukturieren, bevor Sie in Ruhe die Aktivitäten wieder einüben und trainieren, die Sie benötigen oder die Ihnen wichtig sind.

In der Ruhe liegt die Kraft?

Diese Zurückhaltung gilt für die ersten Tage und Wochen. Aber: Machen Sie es sich nicht zu gemütlich! In der klinischen Reha erzielte Fortschritte können schnell stagnieren oder zurückgehen! Behalten Sie das in der Eingewöhnungszeit zu Hause im Blick und bereiten Sie sich darauf vor, Ihre Fähigkeiten weiter zu trainieren. So gehören zur Eingewöhnungsphase auch erste Treffen mit Hausarzt und Therapeuten.

Leben von Tag zu Tag

Ich empfehle, dass Sie Ihre Energie und Ihre ganze Aufmerksamkeit auf das Hier und Jetzt richten – gerade in der Anfangsphase, aber auch in der Zukunft. Natürlich ist Ihre Situation vielleicht aktuell nicht die beste. Trauer über verlorene Fähigkeiten ist in Ordnung. Aber ich rate Ihnen dazu, Ihr Augenmerk auf die kleinen Lichtblicke des Lebens zu richten und diese in Ihrem Erfolgstagebuch zu sammeln wie kostbare Schätze. Das können ganz banale Dinge sein!

Haben Sie zum Beispiel heute schon ...

- ... Ihr Spiegelbild angelacht?
- ... einem anderen Menschen ein freudiges Lächeln geschenkt?
- ... jemanden mit Ihrer guten Laune angesteckt?
- ... jemandem aufrichtig »Danke!« gesagt?
- ... dem Regen, dem Wind oder den Vögeln zugehört?
- ... sich selbst eine Freude bereitet?
- ... Ihrer Seele Raum gegeben?
- ... einen Freund angerufen, von dem Sie schon lange nichts mehr gehört haben?

- ... eine Postkarte verschickt?
- ... etwas (möglicherweise ganz Banales) getan, das Ihnen gut gelungen ist?
- ... einen Plan für die Zukunft geschmiedet, der Sie mit Vorfreude erfüllt?

Letztlich sind es auch für vollkommen gesunde Menschen genau diese kleinen Dinge, die das Leben lebenswert machen!

Bausteine für den erfolgreichen Neustart

Während der klinischen Rehabilitation sollten Sie die wichtigsten Informationen erhalten haben, um den heimischen Alltag bewältigen zu können. Grundsätzlich gibt es drei Bausteine, die Sie im Blick behalten sollten, weil sie für Ihren Neustart entscheidend sind.

Identifizieren Sie die nötigen Bausteine für einen selbstbestimmten Alltag.

1. Baustein: Medikamentenversorgung

Ob einzelne oder mehrere Medikamente nötig sind: Nehmen Sie diese immer zur selben Zeit ein, damit es für Sie und Ihren Körper zu einem automatischen Ritual wird, so wie Zähneputzen. In der klinischen Reha sind die Medikamente und ihre Dosierung aufeinander abgestimmt. Deshalb ist der Entlassungsbericht für Ihren Hausarzt sehr wichtig!

Ein Problem kann dadurch entstehen, dass nach der Entlassung verschiedene Ärzte (Neurologe, Internist, Orthopäde, Rheumatologe ...) verschiedene Medikamente verschreiben. Deshalb ist es eine wichtige und keinesfalls einfache Aufgabe Ihres Hausarztes, dafür zu sorgen, dass Medikamente zueinander passen: Wechselwirkungen können lebens-

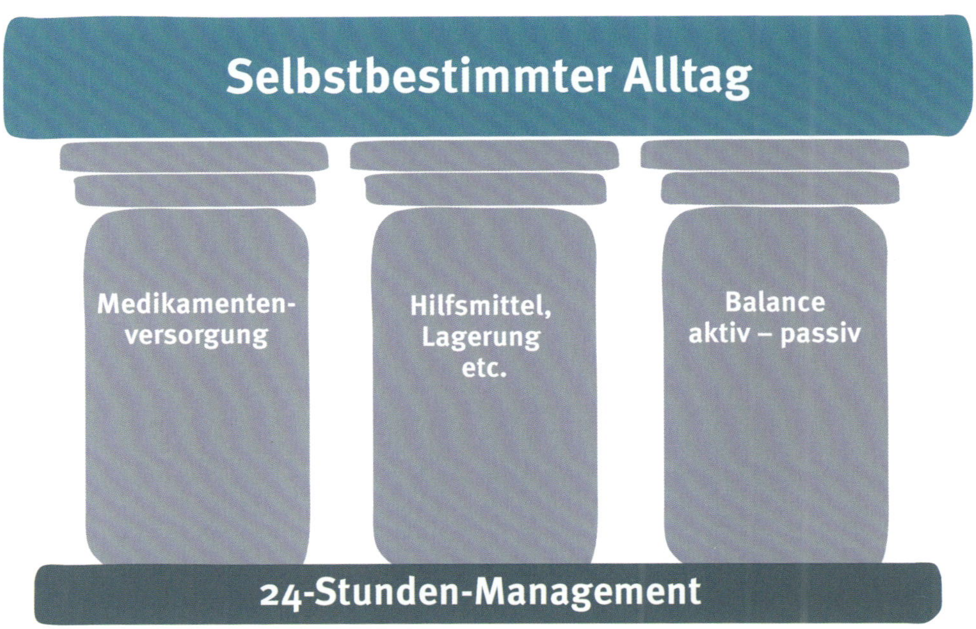

bedrohlich sein! Halten Sie bei JEDEM Medikament, das neu dazukommt oder wegfällt, Rücksprache mit Ihrem Hausarzt, damit er die Abstimmung neu überprüfen und evtl. anpassen kann!

2. Baustein: Balance zwischen Aktivität und Ruhephasen

Um dem Gehirn den Weg in Richtung Normalität zu ebnen, sind die ersten 4 Wochen nach der klinischen Reha als Weichenstellung entscheidend! Bemühen Sie sich darum, Ihren Alltag so aktiv wie möglich zu gestalten und alltägliche Aufgaben so gut und eigenständig wie möglich zu bewältigen. Rechnen Sie aber damit, gerade in der Anfangszeit schneller zu ermüden und auch tagsüber Ruhepausen zu benötigen. Das ist ganz normal!

3. Baustein: Hilfsmittel und optimierte Lagerung

Um Bewegungsspielräume und Selbstständigkeit zu erhöhen, sollten die optimalen Hilfsmittel organisiert und verwendet werden. Hauptziele von Hilfsmitteln sind 1. Steigerung von Mobilität und Selbstständigkeit im Alltag, 2. Unterstützung der Therapie und 3. bequeme und vielseitige Lagerung bei stärker eingeschränkter Mobilität.

Das Angebot von Hilfsmitteln ist sehr groß. Üblich sind z. B. Rollstuhl, Rollator sowie passende Gehstöcke und Orthesen für Extremitäten. Bei der Lagerung in Bett oder Rollstuhl können unterschiedlichste Alltagsgegenstände genutzt werden, um verschiedene Positionen einnehmen und bequem gestalten zu können, z. B. große und kleine Kissen, Handtücher und Papierrollen, aber auch professionelle Hilfsmittel wie Unterarm-Schienen.

Fallbeispiel

Das Beste ist nicht immer das Beste

» *Ich traf Lena S. bei einem Seminar in Wien, ihr Schlaganfall lag etwa 1 Jahr zurück. Sie kam in Begleitung ihres Mannes, am Fuß trug sie eine große, schwere und feste Schiene. Ihr Ziel: Treppen mit 1 bis 3 Stufen ohne Geländer bewältigen.*

Beim Nachfragen kam heraus, dass sie die Schiene von ihrem Mann bekommen hatte, der in Österreich eine große, europaweit bekannte Prothesen-Firma leitete. Es war eines der besten und teuersten Modelle auf dem Markt.

Ich ließ Lena barfuß gehen und sah mir den Bewegungsablauf an. Dann gab ich ihr eine preisgünstige Schiene, die viel leichter und beweglicher war als das Modell ihres Mannes. Nach ein paar Hilfestellungen und einer kurzen

Eingewöhnungsphase schaffte sie die Treppen-Aufgabe und ich konnte ihr einen Therapeuten in Wien empfehlen, der ihr vielleicht sogar Treppen-Steigen ohne Schiene ermöglichen könnte.

Das Beispiel zeigt: Teuer und massiv muss nicht die beste Lösung sein! Lassen Sie sich von Ärzten, Therapeuten und Sanitätshäusern beraten, welche Hilfsmittel am besten geeignet sind. Nach Vorlage einer ärztlichen Verordnung haben Mitglieder der gesetzlichen und privaten Krankenkassen Anspruch auf Kostenübernahme.

5 wichtige Tipps für die Versorgung mit Hilfsmitteln

1. Entscheiden Sie sich nicht zu früh.
2. Probieren Sie zuerst einfache Lösungen aus.
3. Mobilität sollte gefördert, nicht eingeschränkt werden.
4. Leichte Materialien mit einfacher Handhabung sind oft am besten.
5. Passen Sie die Hilfsmittel immer wieder neu an.

Wichtig: der erste Termin beim Hausarzt

Suchen Sie möglichst bald nach Ihrer Entlassung aus der klinischen Reha Ihren Hausarzt auf. Er sollte eine Vertrauensperson für Sie sein und Sie auf dem Weg zu einem aktiven, erfüllten Start in die Zukunft unterstützen. Sprechen Sie mit ihm über Ihren gesundheitlichen Zustand, Ihre Ziele und Ihre Pläne. Von Ihrem Hausarzt erhalten Sie Rezepte und Bewilligungen für Logopädie, Ergotherapie und Physiotherapie für die nächsten Monate. Somit ist dieser Termin sehr wichtig und Sie sollten gut vorbereitet sein!

Der Therapie-Plan für die nächsten Monate

Art und Umfang der Therapie richten sich nach Ihnen und der Schwere des Schlaganfalls. Heilprozesse fallen von Mensch zu Mensch unterschiedlich aus. Alter, Gene, allgemeiner Gesundheits- und Leistungszustand, die Art der Beeinträchtigung: All das spielt eine Rolle, und das bedeutet, dass es keine für alle gleichermaßen gültige Planung des Therapie-Umfangs gibt. Dennoch möchte ich auf Basis meiner Erfahrung dazu raten, in der Phase nach der Eingewöhnung für begrenzte Zeit möglichst viel Therapie einzuplanen.

Therapie: Viel hilft viel?

Es mag eigennützig erscheinen, wenn ich als Physiotherapeut empfehle, einen möglichst hohen Umfang an Physiotherapie und Ergotherapie einzuplanen. Es handelt sich jedoch nicht nur um eine persönliche Meinung. Auch medizinische Studien haben eindeutig nachgewiesen, dass es bei der Therapie nach der klinischen Reha Defizite gibt und ein deutlich höherer Umfang erforderlich wäre, um optimale Ergebnisse zu erzielen. Mir ist im Gegenzug keine Studie bekannt, die den aktuell üblichen Therapie-Umfang als ausreichend einschätzt! Dazu passt meine Erfahrung aus über 30 Jahren Physiotherapie mit Schlaganfall-Patienten: Ambulante Therapie wird meist zu spät, zu wenig und zu unspezifisch durchgeführt!

Diese Defizite haben Folgen. Fähigkeiten stagnieren oder gehen sogar zurück. Viele Schlaganfall-Patienten bleiben dauerhaft unter ihren Möglichkeiten oder erkennen sie erst gar nicht. Das Schlimmste daran sind nicht einmal die Defizite selbst, sondern deren psychische Folgen. Passivität und Niedergeschlagenheit bis hin zu Depressionen sorgen dafür, dass Betroffene die Freude am Leben verlieren. Das belastet nicht nur sie selbst, sondern das gesamte Umfeld. Und am Ende lohnt sich sparsame Therapie nicht einmal finanziell, da im Alltag mehr Pflege und Hilfe notwendig sind.

Der 5-Phasen-Therapieplan

Entwickeln Sie idealerweise gleich bei Ihrem ersten Termin gemeinsam mit Ihrem Hausarzt einen Plan, wie die Therapie in den nächsten Wochen und Monaten aussehen könnte. Bei meiner Arbeit hat sich ein 5-Phasen-Plan bewährt. Dabei wird der Umfang der Therapie nach der Eingewöhnungsphase erst stark erhöht, dann in zwei Stufen wieder gesenkt. Eine tabellarische Übersicht über den 5-Phasen-Therapieplan finden Sie hinten im Buch (Seite 99). Das Wichtigste fasse ich hier zusammen.

Moderat anfangen, dann durchstarten

Viele Menschen möchten nach der Entlassung aus der klinischen Reha ihre Ruhe haben. Schon die üblichen zweimal 25 oder 30 Minuten Physiotherapie pro Woche werden teils als Belastung empfunden, vor allem, wenn Ergotherapie und Logopädie dazukommen. Das verstehe ich. Dennoch sollten Sie so schnell wie möglich mit ersten Terminen beginnen und sich auf eine Steigerung des Therapie-Umfangs einstellen. Denn gerade die ersten Wochen und Monate nach der klinischen Reha legen den Grundstein dafür, wie viele Möglichkeiten Sie für den Rest Ihres Lebens zur Verfügung haben.

Ein allgemeiner Tipp: Legen Sie nach Möglichkeit jeweils zwei Behandlungseinheiten zusammen. Somit umfasst jeder Termin zweimal 25 oder 30 Minuten, also insgesamt 50 oder 60 Minuten. Ich empfehle diese Doppeltermine, da von einem Schlaganfall Betroffene meiner Erfahrung nach gewöhnlich mehr Zeit für einzelne Übungen benötigen. Außerdem wirkt längeres, intensiveres Training besser als zwei einzelne Kurztermine, weil das Gehirn nach dem Schlaganfall mehr Zeit zum Lernen braucht. Alle Termine in meinem 5-Phasen-Therapieplan entsprechen solchen »Doppeleinheiten« und umfassen entsprechend 50 bis 60 Minuten.

Plan anpassen anhand Ihrer persönlichen Situation

Umfang und Art der Therapie richten sich nach den Auswirkungen des Schlaganfalls und den dadurch verursachten Defiziten. Ich gehe im Plan von einer etwa gleich hohen Anzahl von Therapie-Sitzungen in Ergotherapie und Physiotherapie aus. Die tatsächliche Aufteilung richtet sich nach Ihrem Gesundheitszustand.

Zusammenfassung des 5-Phasen-Plans

Die erste Phase entspricht der Zeit direkt nach der klinischen Reha, sie umfasst 1 bis 4 Wochen. Für diese Eingewöhnungszeit empfehle ich jeweils 1 bis 2 Termine Ergo- und Physiotherapie pro Woche. Darauf folgt die Potenzialentfaltung, die ein bis zwei Monate dauert und für die ich jeweils 2 bis 4 Termine pro Woche empfehle. Das entspricht 4 bis 8 Stunden Therapie pro Woche. In den anschließenden Phasen stehen Fähigkeitserhaltung und die Gewöhnung an einen aktiven Alltag im Vordergrund. Der Therapie-Umfang wird dabei schrittweise reduziert. Zwischen den einzelnen Phasen kann es sinnvoll sein, eine Woche ohne Therapie einzuschieben, um Reizüberflutung zu vermeiden.

Von der Eingewöhnung zur Potenzialentfaltung

Sie befinden sich aktuell in der ersten Phase des 5-Phasen-Plans, dem »Ankommen«, mit je 1 bis 2 Terminen Ergotherapie und Physiotherapie pro Woche. Diese werden gewöhnlich von unterschiedlichen Therapeuten übernommen. Deshalb sollten Sie veranlassen, dass diese sich regelmäßig austauschen und ihre Behandlung aufeinander abstimmen.

Wichtig ist jedoch, dass Sie nach dieser Eingewöhnungsphase den Umfang für ei-

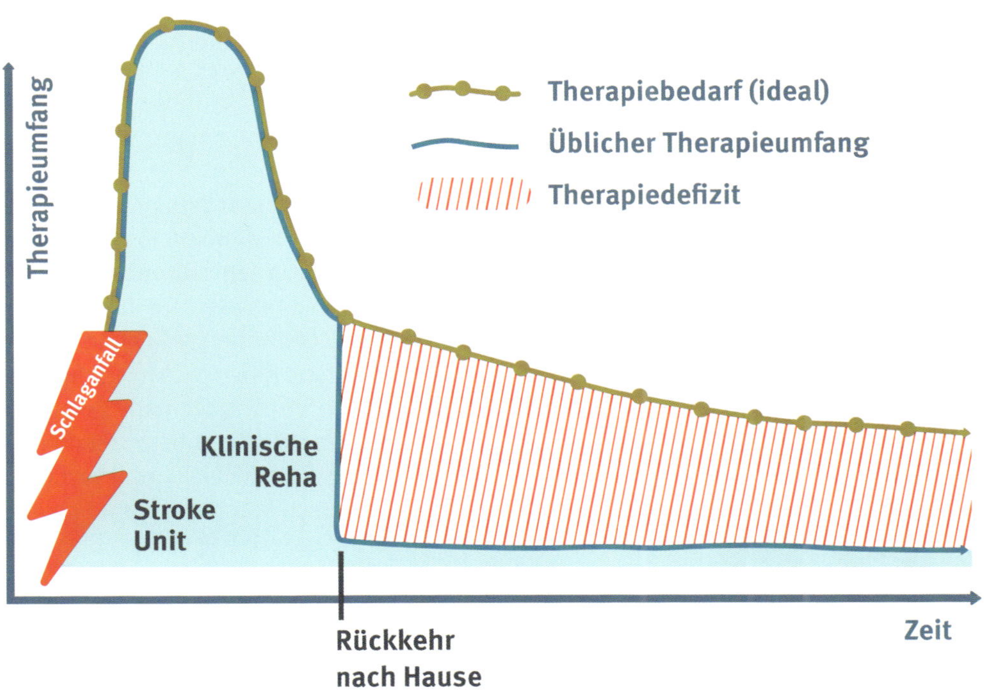

Nach der klinischen Reha passt der Therapiebedarf selten zum Therapieaufwand.

nen Zeitraum von 4 bis 6 Wochen deutlich erhöhen. In dieser Intensiv-Phase können Sie Fähigkeiten maximal ausbauen, die Sie für einen eigenständigen Alltag benötigen oder die Ihnen besonders wichtig sind. Nutzen Sie diese Zeit!

Keine Heilung »auf einen Schlag«

Falls Sie sich fragen, warum Sie derart viel Therapie einplanen sollten und wie Sie Ihren Hausarzt davon überzeugen sollen, möchte ich Sie dazu einladen, sich an den Aufwand zu erinnern, der während der klinischen Reha betrieben wurde, um Ihre Fähigkeiten und Möglichkeiten zu fördern. Mit der Entlassung ist dieser Prozess nicht abgeschlossen. Es gibt nach einem Schlaganfall keine ebenso schlagartige Heilung! Teile des Gehirns wurden »ausgeschaltet«. Manche Aufgaben müssen jetzt von anderen Teilen des Gehirns übernommen werden. Das erfordert viel Zeit, Geduld und beharrliches Training … deutlich mehr als bei gesunden Menschen!

Zugleich gilt: Zeit ist Gehirn! Das stimmt nicht nur für die Zeit vom Schlaganfall bis zur Erstversorgung durch den Notarzt, sondern auch für die Reha! Die größten Fortschritte machen Sie im ersten Jahr und insbesondere den ersten Monaten nach dem Schlaganfall (medizinisch ausgedrückt: In diesem Zeitraum ist die Plastizität des Gehirns am höchsten). Deshalb sollten Sie nach der Eingewöhnungszeit diszipliniert an Ihren Fähigkeiten arbeiten und sich dabei so viel Unterstützung wie möglich sichern. Den Grundstein dafür legen Sie beim ersten Termin mit Ihrem Hausarzt nach der Entlassung aus der klinischen Reha, wenn der Umfang der Therapie in den nächsten Monaten festgelegt wird!

Medikamente und Hilfsmittel: kein Ersatz für Therapie

Normalerweise gilt: Therapie wird für einen Zeitraum von maximal 12 Wochen bewilligt. Ärzte sind dazu angehalten, beim Verschreiben wirtschaftlich vorzugehen und lieber günstigere Lösungen wie Medikamente oder Hilfsmittel zu nutzen – unter der Voraussetzung, dass sie ein gleichwertiges Ergebnis bringen. Medikamente können Schmerzen und andere Symptome lindern, sie können Depressionen behandeln, aufputschen oder beruhigen. Hilfsmittel können Beweglichkeit ermöglichen und erleichtern. Aber weder Hilfsmittel noch Medikamente können Fähigkeiten für ein erfülltes, eigenständiges Leben dauerhaft ersetzen. Daher gibt es bei Erkrankungen wie Schlaganfall, die eine langfristige Therapie erfordern, andere Vorgaben.

Ich möchte betonen, dass praktisch alle Hausärzte es gut meinen. Aber wenn man den ganzen Tag Patienten betreut, braucht man Routinen, um die Arbeit bewältigen zu können. Das Gesundheitswesen tendiert dazu, jede Krankheit zu standardisieren. Schlaganfall? Zweimal Therapie pro Woche, Hilfsmittel nur nach Bedarf, basta! Ein Schlaganfall verläuft aber nicht nach Standard, jeder Schlaganfall zieht andere Folgen und Einschränkungen nach sich! Stellen Sie sich darauf ein, dass Sie UND Ihr Arzt für eine sinnvolle Therapie und die richtigen Hilfsmittel kämpfen müssen, wenn Krankenkassen die geforderte Therapie nicht bewilligen oder reduzieren. Dies geschieht teils mit falscher, teils ohne Begründung.

Kosten werden im ersten Jahr fast vollständig übernommen

Eine wichtige Information sollten Sie in das Gespräch mit Ihrem Hausarzt mitnehmen: Im ersten Jahr nach einem Schlaganfall wirken sich von Krankenkassen bewilligte Leistungen nicht auf das Budget Ihres Hausarztes aus! Zugleich verpflichtet der Gesetzgeber die Krankenkassen lediglich, eine »Minimalversorgung« zu garantieren. Der Patient erhält also das medizinisch Nötige, aber nicht das medizinisch Mögliche. Oft verschreiben Ärzte deshalb keine, zu wenig oder eine unspezifische Therapie – meist aus Unwissenheit, da die Regeln schwer verständlich sind. Haben Sie Verständnis dafür! Jeder Schlaganfall bringt andere Herausforderungen mit sich. Hausärzte sind an Vorgaben gebunden und können keine Spezialisten für Schlaganfall sein. Bleiben Sie immer höflich und freundlich! Aber zögern Sie nicht, nachzufragen oder eine zweite Meinung einzuholen, falls Sie den Eindruck haben, dass die Therapie nach der klinischen Reha besser und umfassender ausfallen könnte.

Neurologisch orientierte Therapeuten finden

Nicht umsonst empfehle ich, schon während der klinischen Reha auch Termine mit Therapeuten auszumachen, wenn sich der Bedarf dafür abzeichnet. Denn oft betragen die Wartezeiten mehrere Wochen. Das ist ganz und gar nicht empfehlenswert bei einem Schlaganfall! Im Idealfall führen Sie die Therapie möglichst nahtlos weiter, indem Sie kurz nach der Entlassung aus der klinischen Reha mit der ambulanten Therapie starten.

Jede Form von Physiotherapie ist hilfreich. Aber ich empfehle, darauf zu achten, dass Ihr Therapeut Zusatzqualifikationen für Krankengymnastik auf neurophysiologischer Grundlage mitbringt. Zu den klassischen Methoden in diesem Bereich gehören Bobath, Vojta oder PNF. Diese wurden speziell für Krankheitsbilder wie den Schlaganfall entwickelt und gehen über das notwendige Grundwissen, das jeder Physiotherapeut im Rahmen seiner Ausbildung mitbekommt, weit hinaus.

In größeren Einrichtungen werden Sie bei mehreren Terminen oft von unterschiedlichen Therapeuten betreut: Das ist nicht gut! Versuchen Sie stattdessen, möglichst viele (am besten alle!) Termine bei einem einzigen Therapeuten wahrzunehmen. Auf diese Weise kann dieser Sie gut kennenlernen, Ihre Fort- und Rückschritte mitbekommen und entsprechend darauf reagieren. Wenn das nicht möglich ist, sollten Sie anregen, dass sich Ihre Therapeuten miteinander austauschen, damit sie ihre Bemühungen aufeinander abstimmen können.

Ihr persönliches Team

Um den Start ins neue Leben gut zu gestalten, brauchen Sie viele Helfer und Unterstützer in Ihrem Umfeld. Investieren

Sie Zeit und Geduld in den Aufbau Ihres Teams, verteilen Sie Rollen und Aufgaben, bleiben Sie dabei aber stets flexibel: Angehörige benötigen vielleicht mehr Freiraum, der zu Beginn hilfsbereite Freund hat dann möglicherweise doch zu viele andere Verpflichtungen und kann Ihnen nicht wie geplant zur Seite stehen. Widerwillige Hilfe ist selten eine gute Lösung!

Vereinte Kräfte wirken besser

Sonnenstrahlen, die von einer Lupe gebündelt werden, können ein Feuer entfachen. Genauso können koordinierte Maßnahmen erstaunliche Erfolge in der Rehabilitation erbringen. Der Austausch von Alltagserfahrungen, medizinischen Befunden sowie persönlichen Ideen und Eindrücken zwischen den verschiedenen Mitgliedern Ihres individuellen Reha-Teams ist sehr wichtig! Er passiert aber nicht von allein.

Einer meiner Patienten lädt beispielsweise alle wichtigen Helfer in seinem Umfeld seit Jahren vor Weihnachten zum Essen ein. Er kocht hervorragend! Das ist nur eine von unendlich vielen Möglichkeiten. Oft bringt schon ein Telefonat oder ein kurzes Treffen am Rande von Sitzungen oder Terminen neue Impulse, die entscheidende Verbesserungen bei Alltagsmobilität, Schmerzreduktion, Krankheitsbewältigung und Lebensqualität mit sich bringen.

Jeder in Ihrem persönlichen Netzwerk ist wichtig, aber nicht in jedem Bereich.

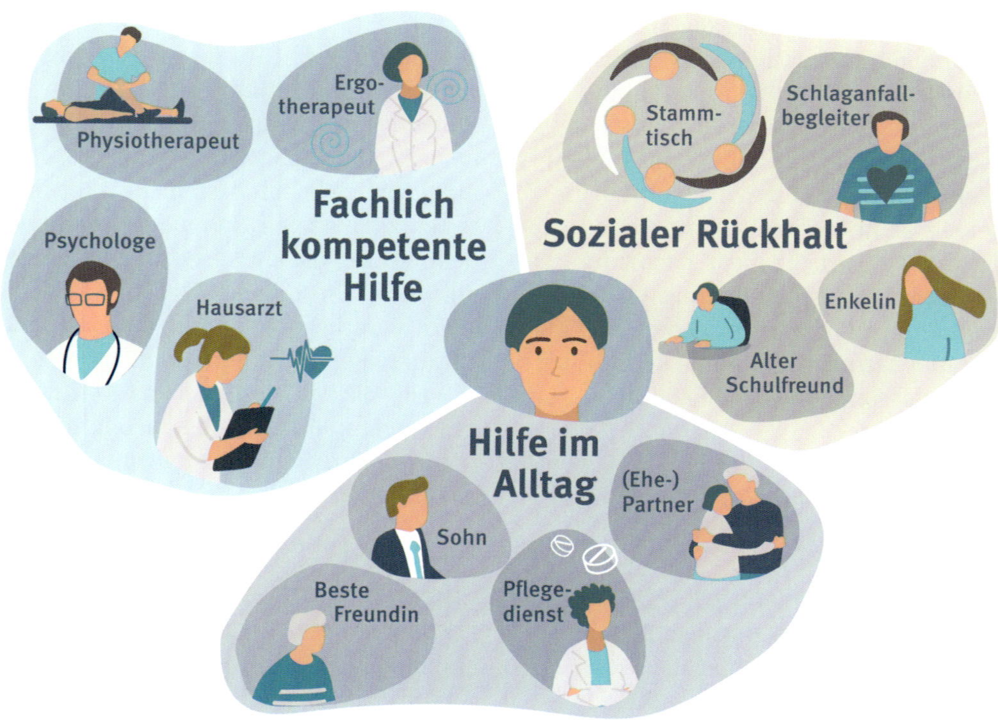

Das Therapie-Tagebuch – auch ein Tipp für den Therapeuten

Mein persönlicher Beitrag zu einer besseren Koordination ist ein Therapie-Tagebuch, das ich für jeden meiner Patienten führe. Dort halte ich alles fest: Infos, Bilder, Befunde, Ziele, Ideen und Eindrücke aus der Therapie. Ich teile es mit jedem, der Zeit und Interesse daran hat. Je mehr Austausch, desto größer der Erfolg: Das ist meine Erfahrung!

Beziehungen werden auf die Probe gestellt

Die Auswirkungen des Schlaganfalls bestimmen, wie sehr das Leben von Angehörigen dadurch geprägt wird. Es gibt Betroffene, die schnell wieder auf die Beine kommen und ihr Leben nach der klinischen Reha selbst gestalten können. In den meisten Fällen sind Schlaganfall-Betroffene aber auf mehr oder weniger umfassende Hilfe angewiesen.

Im Kapitel »Empfehlungen für Angehörige« (Seite 74) finden Sie den Erfahrungsbericht einer Angehörigen, deren Vater einen Schlaganfall mit besonders dramatischen Folgen hatte. Die Darstellung dieses so ziemlich schlimmstmöglichen Falls kann vielleicht helfen, die kommenden Herausforderungen besser einzuschätzen, auch wenn jeder Schlaganfall sich anders auswirkt. Es ist zugleich ein Beispiel für eine Familie, die auch unter widrigsten Umständen zusammengehalten hat.

Das ist nicht selbstverständlich! Viele Familien, Freundschaften und Beziehungen zerbrechen durch die Belastungen, die ein Schlaganfall und seine Folgen mit sich bringen. Deshalb lege ich Angehörigen ans Herz, von Anfang an auch auf ihre eigenen Bedürfnisse und Belastungsgrenzen zu achten und jede mögliche Hilfe wahrzunehmen, um selbst gesund zu bleiben und die gute Laune nicht zu verlieren.

10 hilfreiche Richtlinien für den Neustart

Am Anfang des Kapitels habe ich falsche Glaubenssätze aufgeführt, die nicht weiterhelfen. Zum Abschluss des Kapitels möchte ich Ihnen einige Richtlinien ans Herz legen, die Sie von Beginn an auf den richtigen Weg bringen können:

1. Akzeptieren statt resignieren
2. Sich trauen statt jammern
3. Weniger statt mehr
4. Qualität statt Quantität
5. Agieren statt reagieren
6. Aufstehen statt liegenbleiben
7. Glückseligkeit statt Perfektionismus
8. Freude statt Traurigkeit
9. Erfolg statt Misserfolg
10. Zukunft statt Vergangenheit

2.–3. Monat: Potenzial maximal entfalten

Direkt nach der Eingewöhnungszeit steht die intensive Therapie-Phase im Vordergrund. Sie erfahren, wie Sie Fähigkeiten erhalten und maximal erweitern können.

Intensive Therapie-Phase

- für 4 bis 8 Wochen je 2 bis 4 Behandlungen Physio- und Ergotherapie à 50 bis 60 Minuten pro Woche (entspricht 4 bis 8 Behandlungen pro Woche)
- Wichtig: Neurophysiologische Therapie fördert Wahrnehmung, ist spannungsregulierend, erleichtert Aktivitäten und ist prinzipiell nicht anstrengend.
- trotzdem auf Anzeichen für Überlastung achten
- Physio- und Ergotherapie soll im Alltag benötigte Fähigkeiten wiederherstellen und Ihnen dabei helfen, Ihre Ziele zu erreichen.
- nach Möglichkeit parallel tägliche Übungen zu Hause beibehalten
- Logopädie: nach Bedarf bei Problemen mit Sprechen und Schlucken

Verantwortung für eigenes Leben übernehmen

- Erfolgstagebuch: Stand der Dinge und Ziele prüfen und ggf. anpassen
- Alltag möglichst selbstständig planen und aktiv gestalten
- möglichst viel ohne Hilfe und Hilfsmittel auskommen, aber souverän Hilfe und Hilfsmittel nutzen, wenn sie benötigt werden
- bei Erschöpfung oder gereizter Stimmung: mehr Pausen machen
- Sport und (für Sie) anstrengende Tätigkeiten nur nach Rücksprache mit Hausarzt und Therapeut

Tipps für Angehörige

- intensive Therapie unterstützen, motivieren und begleiten, so gut es geht
- auf Anzeichen von Überlastung achten (dazu gehört auch schlechte Laune!)
- Ziel aller Aktivitäten ist ein möglichst eigenständiger Alltag.
- Eigene Interessen im Blick behalten: Auch für Angehörige sollte ausreichend Freiraum für einen zufriedenstellenden Alltag vorhanden sein!

Der 2. und der 3. Monat nach der klinischen Reha sind in meinem 5-Phasen-Therapieplan ganz der Potenzialentfaltung gewidmet. Das Ziel ist, den Alltag so eigenständig und frei zu gestalten wie möglich.

Die intensive Therapie-Phase

Bringen Sie die Hürde des Beginnens hinter sich! Sie müssen nicht großartig sein, um den ersten Schritt zu tun, aber Sie müssen anfangen, um großartig zu sein. Die erste Zeit des Neustarts liegt hinter Ihnen, Sie sind zu Hause angekommen. Sie wissen, welche Fähigkeiten Ihnen am meisten fehlen und was Sie sich für ein zufriedenes und frohes Leben wünschen. Jetzt gilt es, den frommen Wünschen handfeste Taten folgen zu lassen. Denn die aktuelle Phase dient einer möglichst umfassenden Steigerung Ihres Potenzials.

Das Ziel: Sie sollten jeden Tag über einen längeren Zeitraum aktiv sein und sich dabei fordern und fördern lassen. Dazu gehören nicht nur Therapie-Sitzungen und Übungen, sondern auch jede Art von Sport, Spaziergänge und Aufgaben im Haushalt sowie Tätigkeiten, die Konzentration erfordern. Mir ist klar, dass dies für Sie eine große Herausforderung darstellt. Warum so kurz nach der Reha dieser »Stress«? Weil sich Ihr Gehirn sonst dauerhaft an Notfallplänen orientiert und sich immer den leichten Weg sucht!

Belastung: Ja! Überlastung: Nein!

Deshalb gilt jetzt erst einmal: Fähigkeiten maximal aktivieren! Überlassen Sie den Heilungsprozess nicht dem Zufall. Gleichzeitig sollten Sie sich nicht überfordern. Steigern Sie die aktive Zeit also Schritt für Schritt! Es ist in Ordnung, wenn Sie durch Ihre Aktivitäten müde werden: Das ist ja der Plan! Wenn Sie sich aber zunehmend unwohl, gereizt und erschöpft fühlen oder schon morgens keine Energie mehr haben, dann müssen Sie die Belastung und nötigenfalls auch die aktive Zeit reduzieren.

Hilfreich bei der Belastungssteuerung:

- diszipliniertes Verhalten
- eine Tagesstruktur, die sich an eigenen Möglichkeiten und Ruhebedürfnissen orientiert
- Pausen planen und einhalten – ohne Entschuldigungen, ohne Ausnahmen
- auch private und »entspannte« Aktivitäten wie Treffen mit Freunden an der eigenen Belastbarkeit orientieren
- bei allen Aktivitäten, die Kraft kosten: Zeit begrenzen!

Ziele schenken Energie

Überprüfen Sie die Bestandsaufnahme (Seite 100) in Ihrem Erfolgstagebuch. Wenn Sie noch keine gemacht haben, tun Sie es jetzt. Halten Sie fest, wenn Fähigkeiten sich verändert haben. Sind Ihre Ziele noch aktuell? Bestimmen Sie, welche konkreten Fähigkeiten Sie neu erwerben oder verbessern möchten. Ein Ziel, das immer ganz oben auf Ihrer Liste stehen sollte, ist das Wiederherstellen von Fähigkeiten für einen eigenständigen Alltag. Gute Ziele erkennen Sie daran, dass sie Ihnen Kraft, Zuversicht und Motivation verleihen. Und: Ihre Ziele sind so individuell wie Sie selbst!

Fallbeispiel

Silvester feiern mit Stil

Der 80-jährige Alfred M. gehörte seit vielen Jahren zu den Stammgästen eines edlen Hotels am Tegernsee. Nach einem Schlaganfall war er an den Rollstuhl gebunden. Sein Ziel: Er wollte Silvester in diesem Hotel verbringen, und zwar auf seinem gewohnten Barhocker an der Theke im Hotel, mit einem Glas Champagner in der Hand!

Meine Aufgabe war es, das möglich zu machen. Also ließen wir uns exakt den Barhocker aus dem Hotel schicken, auf dem Alfred Platz nehmen wollte. Wir übten das Besteigen des Hockers wie eine schwierige Turnaufgabe. Auch das Champagner-Trinken gehörte dazu … und der anschließende würdevolle Abstieg vom Hocker. Nach viel Training klappte alles ohne Probleme. Silvester wurde ein rauschendes Fest, bei dem Alfred inmitten seiner Familie wie ein König auf seinem »Thron« hockte. Glückseligkeit pur!

Die aktuelle Phase bedeutet für Sie intensives Training und viel Zeitaufwand. Wenn Sie dabei Hilfe aus Ihrem Umfeld benötigen, sollten Sie möglichst früh darum bitten und Ihre Planung an die Bedürfnisse helfender Angehöriger anpassen. Orientieren Sie sich an Profisportlern im Mannschaftssport: Ambitionen, Training und Disziplin sind wichtig, aber für Erfolge braucht es auch reibungslose Zusammenarbeit und eine gute Stimmung im ganzen Team!

Körperlich anstrengende Tätigkeiten

Nicht nur Sie selbst, sondern auch Ihre Angehörigen, etwaige Kollegen oder Mannschaftskameraden sowie Ärzte und Therapeuten müssen offen und ehrlich darüber sprechen, ob und in welcher Form Sie in der aktuellen Situation alles beim Alten lassen können oder sollten. Kein Schlaganfall bleibt ohne Auswirkungen auf Maximalleistung und Belastbarkeit! Veränderungen sind leider oft unvermeidbar!

4 Tipps für Sport und andere körperlich herausfordernde Tätigkeiten

1. Sprechen Sie zuerst mit Ihrem Arzt und Ihrem Therapeuten über die Art und Intensität des Sports/der Betätigung.
2. Überanstrengen Sie sich nicht. Für Ausdauersport gilt: Bei allen Aktivitäten sollte eine Unterhaltung ohne Atemnot möglich sein.
3. Passen Sie die Tätigkeit oder den Sport an Ihre neue Situation an und entdecken Sie Neues, z. B. Dreirad oder Liegefahrrad statt Rennrad, oder entdecken Sie Sportarten wie Tanzen, die sich harmonisch an Ihre Möglichkeiten anpassen lassen.
4. Arbeit, Freizeitaktivitäten und Sport sollen Freude machen! Wenn die nicht

mehr aufkommen will, sollten Sie auf neue Tätigkeiten ausweichen. Alternative Freizeitbeschäftigungen sind z. B. geistige Aktivitäten wie Meditation, das Lösen von Logik- oder Kreuzworträtseln oder Schach.

Ein erfülltes Leben ist nicht vom ersten Platz in irgendeinem Wettbewerb abhängig, sondern davon, seine Zeit zufriedenstellend und sinnvoll zu nutzen. Verabschieden Sie sich vom »Alles-oder-nichts«-Prinzip und passen Sie sich an! Wenn ehemalige Vorlieben Ihnen unter den neuen Umständen keine Freude mehr bereiten: Ändern Sie Ihre Herangehensweise oder suchen Sie sich neue Herausforderungen!

Fallbeispiel

Heilung durch Leidenschaft

» *Zu meinen Patienten gehörte auch ein ehemaliger Fußball-Nationalspieler, der viele Jahre in der Bundesliga aktiv war. Mit 71 Jahren erlitt er einen Schlaganfall. Zwar litt er kaum unter Lähmungen, aber er verlor seine Sprache fast komplett, er brachte nur noch »Ja« und »Nein« zustande. Sein großes Ziel: wieder sprechen und mit seinem kleinen Enkel kicken!*

Mir war klar, dass normale Krankengymnastik hier nichts bringen würde. Also besorgte ich einen Fußball. Seine Augen fingen an zu strahlen. Ich bat ihn, den Ball möglichst oft in der Luft zu halten. Nach 4 Wiederholungen sprang der Ball weg, ihm entfuhr ein klar ausgesprochenes »Scheiße!« – ein neues Wort!

Beim nächsten Mal trafen wir uns auf einem Fußballplatz, sogar ein TV-Kamerateam war dabei. Er schaffte es tatsächlich, den Ball mehr als 25-mal hochzukicken. Es passierte aber etwas noch Erstaunlicheres. Während des Kickens sagte er: »Ei gugge mal, es geht doch!« Seine Frau war den Tränen nah. Er konnte es selbst nicht glauben, doch die TV-Aufnahmen bewiesen es. Anschließend konnte er nicht nur mit seinem Enkel spielen. Er wurde auch begeisterter und begeisternder Helfer bei meinen Vorträgen in Schlaganfall-Selbsthilfegruppen, in denen es um Mut und Hoffnung ging.

Hilfe ablehnen – Hilfe annehmen

Letztlich gibt es bei all Ihren täglichen Aktivitäten zwei einfache Regeln. Erstens: Versuchen Sie, so weit wie möglich ohne Hilfe oder Hilfsmittel auszukommen. Zweitens: Zögern Sie nicht, Hilfsmittel zu nutzen und Hilfe anzunehmen, wenn sie notwendig sind. In der Praxis gewöhnen wir uns sehr schnell an Unterstützung und versuchen gar nicht mehr, es einmal allein zu probieren. Das sollte aber in allen Bereichen Ihr Ziel sein!

Auf der anderen Seite tun wir uns schwer, um Hilfe zu bitten. Auch Hilfsmittel lehnen viele ab. Gerade Männer wollen gerne stark und eigenständig wirken. Das mag ehrenwert klingen, darf aber nicht dazu führen, dass Sie eine Verletzung riskieren, gewünschte oder notwendige Aktivitäten vernachlässigen oder diese einfach weglassen, weil Ihnen die Nutzung von Hilfsmitteln peinlich ist. In der aktuellen Phase geht es um Selbst-Ermächtigung, um Verantwortung für Ihr Leben: Bauen Sie Ihre Fähigkeiten also souverän und diszipliniert aus, probieren Sie immer wieder, eigenständig klarzukommen. Aber bitten Sie ebenso konsequent um Hilfe und gönnen Sie sich Ruhepausen.

Ergänzung zur Therapie: daheim trainieren

Wenn es nach dem von mir empfohlenen 5-Phasen-Plan geht, dann müssten Sie zurzeit an jedem Wochentag mindestens eine Trainingseinheit Physiotherapie oder Ergotherapie erhalten. In Rücksprache mit Ärzten und Therapeuten können und sollten Sie zusätzlich zu Hause ein eigenes Übungsprogramm absolvieren.

Ich muss zugeben, dass meine Erfahrungen mit solchen Heimprogrammen nicht sonderlich gut sind. Idealerweise sollten Sie aus der klinischen Reha mit einem gut durchdachten, unter Aufsicht eines Experten einstudierten und auswendig gelernten Übungsprogramm nach Hause entlassen werden. Das habe ich in meiner jahrzehntelangen Praxis leider nur zweimal erlebt. Stattdessen werden oft standardisierte Übungsbeschreibungen kopiert und mitgegeben. Viele dieser Übungen sind ohne Einweisung schwer umzusetzen, oft sind sie nutzlos oder sogar schädigend. Meine Empfehlung: Fragen Sie Ihren Therapeuten, welche Übungen Sie zu Hause machen können, und üben Sie sie gemeinsam mit ihm ein! Übungen sollten zielgerichtet sein, die Koordination schulen und helfen, Ihre Grundfähigkeiten zu trainieren und auszubauen.

10 Richtlinien für Ihr Heimprogramm

1. Beginnen Sie so frühzeitig wie möglich mit dem Übungsprogramm, damit es zu einem festen Bestandteil Ihres Tagesablaufs wird.
2. Finden Sie eine ideale Zeit und einen idealen Ort für Ihre Übungen. Das fördert regelmäßiges Training, erleichtert die Durchführung und minimiert innere Widerstände.
3. Halten Sie Übungen so fest, wie es für Sie am besten passt: aufschreiben, den Übungsablauf in Sprachform aufnehmen, Bilderserie, Filme …
4. Bevorzugen Sie einfache Übungen, sonst besteht die Gefahr falscher Haltung oder Ausführung.
5. Bevorzugen Sie eine kleine, effektive Auswahl an Übungen. Bewährt haben sich 3 bis 5 Übungen.
6. Bevorzugen Sie Übungen, die Sie allein ausführen können. Das entlastet Angehörige, ermöglicht flexible Übungszeiten und fördert Ihre Selbstständigkeit.
7. Sicherheit geht immer vor! Gehen Sie keine Verletzungs- und Sturzgefahr ein!

8. Bitten Sie gelegentlich Angehörige oder Freunde darum, die korrekte Ausführung zu prüfen und Sie bei der Ausführung zu sichern oder Ihnen zu helfen.
9. Kontrollieren Sie regelmäßig zusammen mit Ihrem Therapeuten, ob Sie die Übungen richtig ausführen und ob sie zum aktuellen Stand Ihrer Fähigkeiten passen.
10. Vermeiden Sie Schmerzen! Diese haben nichts beim Ausführen Ihrer Übungen zu suchen!

Wiederholen Sie Ihr Heimprogramm täglich, sodass es Ihnen in Fleisch und Blut übergeht. Idealerweise sollten Sie Ihr Trainingsprogramm jederzeit aus dem Kopf abrufen können!

Welche Übungen? Wie viele? Wie oft? Wie intensiv? All das sollten Sie gemeinsam mit Ihrem Hausarzt und Ihrem Therapeuten besprechen und an Ihre individuelle Situation anpassen. Auch der bisherige Lebensstil spielt eine Rolle. Manche Menschen betreiben schon ihr Leben lang Gymnastik oder Sport und können locker 60 Minuten am Tag eigenständig trainieren. Andere sind das nicht gewohnt und empfinden schon 5 Minuten als Herausforderung. Finden Sie einen Weg, der gewährleistet, dass Sie langfristig dabeibleiben. Übungen sollten täglich gemacht werden. Fangen Sie also lieber mit kurzen Trainingseinheiten an und steigern Sie sich langsam. Viel Erfolg!

Das eigene Team aufbauen

Die aktuelle Phase stellt Sie vor große Herausforderungen, sie erfordert Disziplin, Kraft und Sensibilität für eigene Schwächen. Sie können das allein schaffen. Aber ich empfehle Ihnen, von Anfang an auf Teamarbeit zu setzen. Die ist nirgendwo so wichtig wie in der ambulanten Schlaganfall-Rehabilitation – und gleichzeitig in keinem mir bekannten Bereich so weit vom Optimum entfernt! Betroffene, Angehörige, Freunde, Bekannte, Ärzte, Therapeuten, Sanitätshäuser und Pflegedienste: In den meisten Fällen bemühen sich alle nach Kräften, aber nur selten gemeinsam, sondern jeder mehr oder weniger für sich.

Bemühen Sie sich also, die verschiedenen Helfer und Helferinnen so oft wie möglich zusammenzubringen, und regen Sie einen Austausch unter allen Menschen in Ihrem Umfeld an. Gemeinsame Bemühungen zeigen mehr Wirkung. Je besser Hilfsmittel, Übungen, Alltag und Therapie aufeinander abgestimmt sind, desto besser ist die Wirkung.

Verantwortung für sich selbst übernehmen

Zufriedenheit und Freude für Sie und Ihr Umfeld sind das Ziel all Ihrer Aktivitäten. Damit übernehmen Sie Verantwortung für Ihr Leben, Ihre Möglichkeiten und Fähigkeiten, aber auch für Ihre Stimmung und Ihr Selbstwertgefühl.

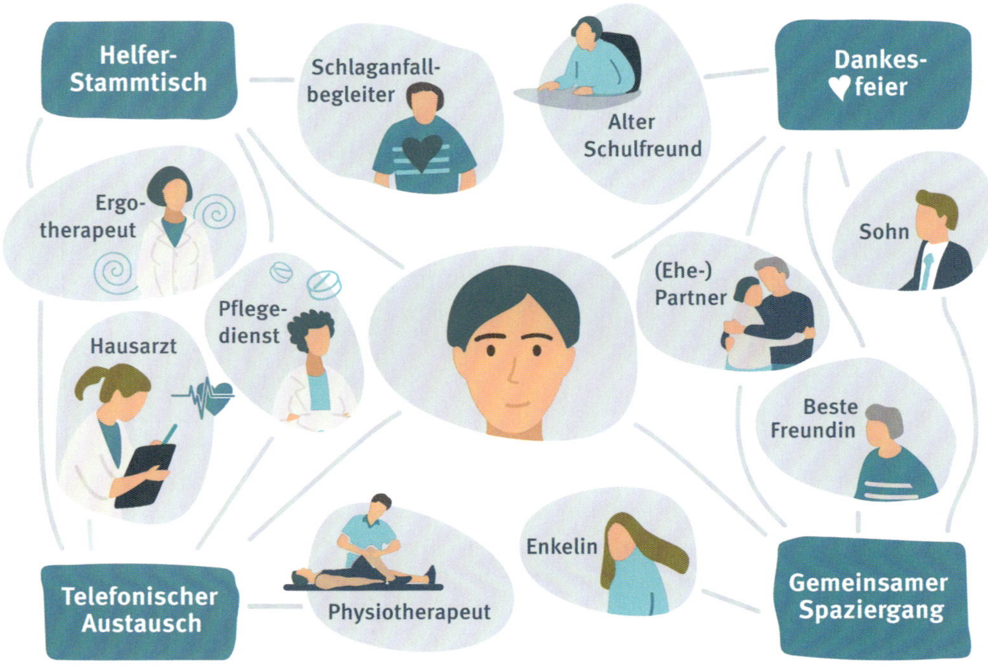

Es gibt viele Wege, den Austausch der Menschen in Ihrem Umfeld zu fördern.

Sie dürfen, können und sollen stolz auf sich sein, wenn Sie Herausforderungen meistern, Fähigkeiten verbessern und neu erwerben – aber auch, wenn etwas misslingt, Sie es aber mit aller zur Verfügung stehenden Kraft versucht haben. Genau genommen kann niemand ein Held sein, der nicht scheitert! Wenn etwas nicht klappt: Versuchen Sie es noch einmal, versuchen Sie es noch mehr, versuchen Sie es auf einem anderen Weg – oder wählen Sie ein neues Ziel, mit dem Wissen, dass Sie Ihr Bestes gegeben haben und es nicht an Ihnen liegt, wenn etwas nicht mehr geht. Mehr könnten Sie schließlich von niemand anderem erwarten – erwarten Sie es also auch nicht von sich selbst!

Es geht nicht ums Gewinnen!

Vorbildlich erscheint mir die Einstellung von Thorsten Lieberknecht, Trainer von Darmstadt 98, dessen Team in der Saison 2021/22 an einem der letzten Spieltage ganz nah an den Aufstiegsplätzen dran war und gegen Schalke 04, einen der direkten Konkurrenten, auf denkbar bitterste Weise mit 2:5 im eigenen Stadion verloren hatte. Seine Reaktion nach dem Spiel? »Meine Mannschaft hat alles gegeben, wunderbar gespielt und ganz viel Herz auf den Platz gebracht. Das ist mir viel wichtiger als der Sieg heute!« Einen Spieltag später gewann Darmstadt knapp gegen die über weite Strecken deutlich überlegenen Kicker von St. Pauli und verdrängte sie damit vom Relegationsplatz.

7 Grundlagen für aktive Lebensgestaltung

1. Übernehmen Sie Planung und Umsetzung Ihrer Tätigkeiten so umfassend, wie es möglich ist, selbst.
2. Seien Sie trotz aller Defizite dankbar und demütig.
3. Verlassen Sie die Opferrolle, verabschieden Sie sich von Jammern und Klagen, nehmen Sie Ihre Situation als »normal« an.
4. Fügen Sie sich niemals Schaden zu.
5. Nehmen Sie sich die Freiheit, Aufgaben auf Ihre Weise anzugehen und auch mal etwas liegen zu lassen. Gönnen Sie diese Freiheit auch Ihren Angehörigen und Ihrem gesamten Umfeld.
6. Suchen Sie Kontakt zu anderen Schlaganfall-Betroffenen.
7. Bieten Sie anderen Ihre Hilfe an, sobald Sie dazu in der Lage sind.

Tipps für Angehörige

Die aktuelle Phase erfordert viel Kraft und Disziplin. Deshalb sollte motiviert und unterstützt werden, so gut es geht. Bitte beachten Sie, dass Engagement aber keine Garantie für Erfolg beinhaltet. Manche Fähigkeiten lassen sich überraschend schnell erwerben. Andere brauchen Jahre hartnäckigen Bemühens oder sind für immer verloren.

Angehörige können am besten helfen, indem sie jede Bemühung anerkennen, bei Resignation aufbauen, bei Müdigkeit auf Pausen achten und bei Anzeichen von Erschöpfung oder Überforderung auch bremsen. Was gesunden Menschen mit Leichtigkeit zuzumuten ist, kann für Schlaganfall-Betroffene eine zu große Anstrengung darstellen.

Angehörige sollten darauf achten, dass sie bei aller Unterstützung auch ihr eigenes Leben zufrieden und glücklich gestalten können. Wenn es jedoch eine Phase gibt, in der es sinnvoll ist, die eigenen Interessen zurückstellen, dann ist es die Phase intensiver Therapie! Sie ist zeitlich begrenzt und verfolgt immer auch das Ziel, Eigenständigkeit zu fördern und dadurch Angehörige in der Folge dauerhaft zu entlasten.

4.–7. Monat: Fähigkeiten erhalten und ausbauen

Der Übergang von intensiver Therapie zu einem aktiven Alltag lässt sich mit einer positiven Grundeinstellung und guten Gewohnheiten erfolgreich gestalten. Zwischenmenschliche Beziehungen sind jetzt besonders wichtig.

Reduzierte Therapie und erneute Bestandsaufnahme

- Physio- und Ergotherapie schrittweise reduzieren, zunächst auf je ein bis drei, nach weiteren ein bis zwei Monaten auf je eine oder zwei Behandlungen Physio- und Ergotherapie pro Woche
- Logopädie: nach Bedarf
- wegfallende Therapie durch aktiv gestalteten Alltag ersetzen
- alltägliche und für Ihre Ziele relevante Fähigkeiten üben
- Erfolgstagebuch: Veränderungen und erreichte Ziele festhalten, ggf. neue Bestandsaufnahme erstellen und neue Ziele festlegen

Termin beim Hausarzt (wo sinnvoll: auch mit Therapeuten besprechen)

- Gesundheitszustand prüfen
- Veränderungen bei Fähigkeiten besprechen und weiteres Vorgehen daran ausrichten
- Umfang der Therapie, Medikamente und Hilfsmittel prüfen, ggf. anpassen

Gute Gewohnheiten etablieren

- Gut ist, was gut für Sie funktioniert.
- Pausen machen, um Leistungsfähigkeit und gute Laune zu erhalten
- Tägliche körperliche Betätigung sorgt für Beweglichkeit, Ausdauer und Koordination.
- Rituale helfen, die Psyche zu stabilisieren.
- Regelmäßige Beschäftigung mit einem liebgewordenen Hobby steigert Lebensfreude.

Tipps für Angehörige

- bei der Suche nach alten und neuen Vorlieben und Leidenschaften helfen
- Ziel in dieser Phase: einen für alle funktionierenden Alltag etablieren
- stets genug Platz für Freude und Humor lassen
- viel Zeit für sich selbst nehmen

Stabilisierung und Eigenverantwortung

Wenn alles nach Plan gelaufen ist, dann haben Sie gerade eine sehr intensive Zeit mit viel Therapie hinter sich gebracht: Glückwunsch! Wahrscheinlich haben Sie schon während dieser Phase einige Fortschritte notieren können. Aber spätestens jetzt, wo Sie die Häufigkeit der Therapie-Termine schrittweise reduzieren, sollten Sie erneut eine Bestandsaufnahme durchführen und diese mit der Bestandsaufnahme vergleichen, die Sie direkt nach der Entlassung aus der klinischen Reha erstellt haben. Nutzen Sie dafür Ihr Erfolgstagebuch. Freuen Sie sich über jedes erreichte Ziel und feiern Sie es auf Ihre Weise, vielleicht auch gemeinsam mit Angehörigen und Helfern. Und es geht gleich weiter: Neue Herausforderungen warten schon darauf, von Ihnen entdeckt zu werden!

Menschen sind keine Maschinen, die durch eine gründliche Reparatur ganz selbstverständlich wieder in Gang gebracht werden können. Wir sind lebende Organismen, und ein Schlaganfall stellt eine grundlegende Beeinträchtigung dar. Deshalb gibt es keine Garantie, dass wir durch unser Verhalten die Entwicklung dieses Organismus restlos kontrollieren können. Wenn also Ziele nicht erreicht wurden, Sie es aber mit allen Ihnen zur Verfügung stehenden Möglichkeiten versucht haben, dann sollten Sie auch das feiern – mit einer vorläufigen Abschiedsparty für eine Fähigkeit, die Sie nicht zurückgewinnen konnten. Lassen Sie dieses Ziel los, suchen Sie sich ein neues Ziel … und vielleicht können Sie in ein paar Monaten oder Jahren einen neuen Versuch starten!

Schritt für Schritt voran: Setzen Sie sich nach jedem Erfolg ein neues Ziel.

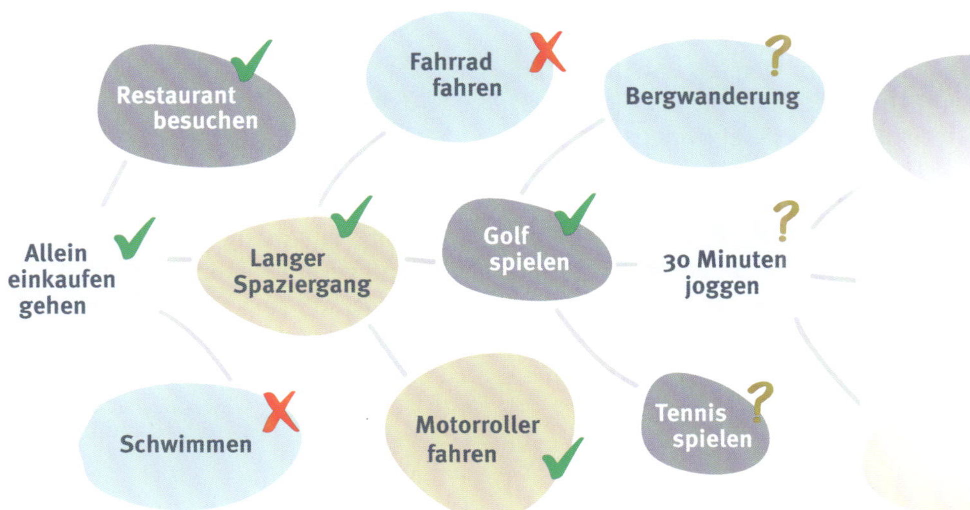

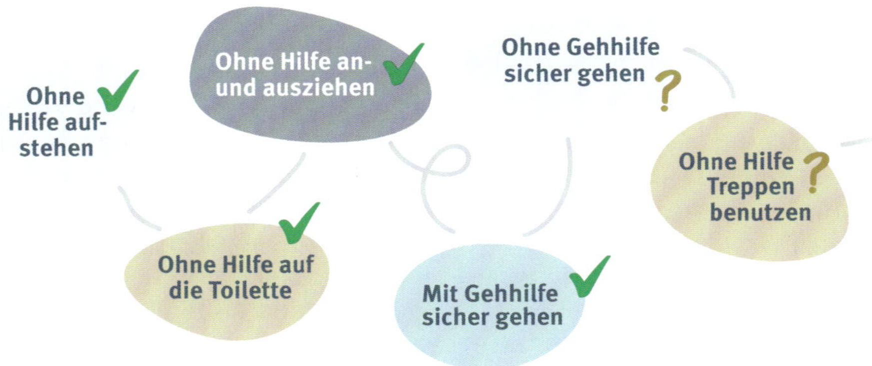
Ohne Hilfe aufstehen
Ohne Hilfe an- und ausziehen
Ohne Gehhilfe sicher gehen ?
Ohne Hilfe Treppen benutzen ?
Ohne Hilfe auf die Toilette
Mit Gehhilfe sicher gehen

Erneuter Termin beim Hausarzt

Regelmäßige Rücksprache mit Ihrem Hausarzt ermöglicht es Ihnen, Therapie, Medikamente und Hilfsmittel immer wieder neu auf Ihre aktuelle Situation einzustellen. Falls Sie sich aufgrund der intensiven Therapie der letzten Wochen müde fühlen, können Sie eine Woche pausieren. Es ist wichtig, Therapie wirken zu lassen! Bleiben Sie dabei aber im Alltag weiter so aktiv wie möglich. Sprechen Sie mit Ihrem Arzt und Ihrem Therapeuten, tauschen Sie sich über Erfolge und Enttäuschungen aus und planen Sie gemeinsam die Therapie, die Sie Ihren nächsten Zielen näher bringt.

Von der Therapie zum aktiven Alltag

In dem Maße, in dem Sie den Therapie-Umfang in den nächsten Wochen und Monaten zurückfahren, sollten Sie mehr Zeit in Ihre eigenen Aktivitäten investieren – dafür haben Sie schließlich trainiert! Solange es Ihnen gutgeht, sollten Sie Ihre Energie nutzen, um Mobilität, Ausdauer und Koordination gezielt zu erhalten und auszubauen. Bleiben Sie am Ball, beobachten und erweitern Sie Ihre Möglichkeiten und freuen Sie sich auch in Zukunft über jeden Fortschritt!

⌃ Sie können ein Ziel aktuell nicht erreichen? Weichen Sie auf andere Ziele aus!

Die richtige Einstellung

Beim Wechsel von intensiver Therapie zu aktivem Alltag dürfte sich langsam abzeichnen, welche Fähigkeiten mittel- und langfristig beeinträchtigt bleiben könnten. Diese Erkenntnis kann auch schmerzhaft sein. Entscheidend ist jedoch, wie Sie mit ihr umgehen.

Fallbeispiel

Zu hohe Erwartungen machen unglücklich

» *Sophie L. war eine Powerfrau. Verheiratet mit einem erfolgreichen Mann, zwei Kinder, auf der Karriereleiter ganz oben angekommen. Dann erlitt sie mit 35 Jahren einen schweren Schlaganfall. Prognose: lebenslanger Pflegefall, keine Chance auf Besserung. Doch Sophie gab nicht auf, kämpfte sich verbissen zurück ins Leben. 30 Jahre später konnte sie den Alltag halbwegs eigenständig bewältigen, mit Walkingstöcken langsam gehen und sogar wieder Auto fahren. Diese Fortschritte grenzen an ein Wunder!*

Trotzdem ist Sophie sehr unzufrieden. Sie hofft noch immer auf eine vollständige Heilung, ist in der Gegenwart unglücklich. Ihr Mann und ihre inzwischen erwachsenen Kinder zeigen keinerlei Verständnis, bezeichnen sie als »faul«, der Schlaganfall ist als Gesprächsthema in der Familie tabu.

Das Beispiel von Sophie zeigt, wie eine negative Einstellung das Lebensgefühl beeinträchtigt. Sophie könnte unter den gegebenen Umständen froh oder zumindest zufrieden sein. Keine finanziellen Probleme, erstaunliche gesundheitliche Fortschritte, weitgehende Selbstständigkeit! Auch die Familie könnte dankbar sein: Sophie hat den Schlaganfall überlebt und sich entgegen allen Prognosen zurück in ein eigenständiges Leben gekämpft. Stattdessen: Jahrzehnte voller Enttäuschung, Verbitterung und Frust auf allen Seiten!

Fallbeispiel

Auf die Einstellung kommt es an

» *Johannes B. war Beamter, alleinstehend, erfolgreich, pflichtbewusst, ein Perfektionist. Mit knapp 50 Jahren erlitt er einen schweren Schlaganfall. Er konnte kein Auto mehr fahren, sein Arm stand merkwürdig ab, das Gehen funktionierte, wobei er aber ständig umzuknicken drohte. Im Alltag hatte er sich mit seinen Einschränkungen arrangiert und war trotz schwerer Behinderung voll selbstständig.*

Johannes kam zu mir in die Therapie. Trotz intensiver Arbeit machte er minimale Fortschritte, es ging sehr zäh voran. Aber Johannes war zufrieden mit dem, was er erreichte. Er hat akzeptiert, was der Schlaganfall bewirkt hat, und freut sich über alles, was noch möglich ist.

Johannes ist ein gutes Beispiel dafür, was eine positive Einstellung bewirken kann. Er hätte jeden Grund, unglücklich zu sein. Er lebt allein und muss aufgrund seines Alters und des Schlaganfalls damit rechnen, dass es auch dabei bleibt. Aber Johannes hat akzeptiert, dass sein altes Leben in der Vergangenheit liegt, dass er nur im Hier und Jetzt leben kann und sein neues Leben in der Zukunft liegt. Und genau darum geht es im Leben, mit oder ohne Schlaganfall: Akzeptieren, was ist, und sich auf das freuen, was möglich ist! Dabei helfen eine positive Einstellung und gute Gewohnheiten.

Gute Gewohnheiten

Was ist eine gute Gewohnheit? Für den einen ist es der Mittagsschlaf, für den anderen ein langer Spaziergang oder eine Stunde schweißtreibender Sport. Wer von einem Schlaganfall betroffen ist, benötigt eine gute Balance aus Aktivitäten und bewusst eingeplanten Ruhephasen. Weder Sie selbst noch Ihre Angehörigen sollten es als Schwäche, Faulheit oder Interesselosigkeit interpretieren, wenn Sie die Erfahrung gemacht haben, dass Sie Pausen brauchen.

Genauso wichtig wie die Pausen ist natürlich Ihr Aktiv-Programm! Freunden Sie sich damit an, Ihre Übungen, Ihren Sport oder Ihren Spaziergang täglich zu machen. Spüren Sie, wie es Ihnen dabei

Ein gut geplanter Tagesablauf gibt Stabilität und berücksichtigt Ihre Leistungsfähigkeit.

Uhrzeit	Montag	Dienstag	Mittwoch	Donnerstag	Freitag
8–10 Uhr	Morgenritual + Training	Morgenritual + Training	Morgenritual + Training	Morgenritual + Training	Morgenritual + Training
10–12 Uhr	Physiotherapie + Sprachtherapie	Spaziergang	Ergotherapie	Einkauf auf Wochenmarkt	Physiotherapie
12–14 Uhr	Essen + Pause	Essen + Pause	Essen + Pause	Essen + Pause	Essen + Pause
14–16 Uhr	Freie Zeit	Vorlesen mit David	Freie Zeit	Kaffeekränzchen mit Anne/Sarah	Erfolgstagebuch

hilft, leicht und schmerzfrei mobil sein zu können. Es gibt noch sehr viel mehr gute Gewohnheiten, z. B. Meditieren, Beten, Musik hören, Filme anschauen, Fotografieren, Urlaub planen, auf den Markt gehen oder etwas Gesundes, Schmackhaftes kochen. Erheben Sie solche Gewohnheiten zu alltäglichen oder wöchentlichen Ritualen und testen Sie immer wieder, wie Sie diese optimieren können. Am Ende zählt dabei nur eines: dass Sie sich damit selbstständiger, besser und zufriedener fühlen.

Neue Wege beschreiten

Die Hauptaufgabe in dieser Phase ist die Suche nach alten und neuen Vorlieben und Leidenschaften. Während Sie Therapie und Training schrittweise reduzieren, tritt das Alltagsleben wieder mehr und mehr in den Vordergrund. Zeit sinnvoll und mit Lebensfreude auszufüllen fällt den einen leicht, den anderen unsagbar schwer. Aber genau das ist die Herausforderung, der Sie sich nun stellen müssen: einerseits bereits bekannte Wege erneut oder unter neuen Umständen beschreiten, andererseits neue Wege ausprobieren und immer wieder prüfen, ob diese Sie zufrieden stellen.

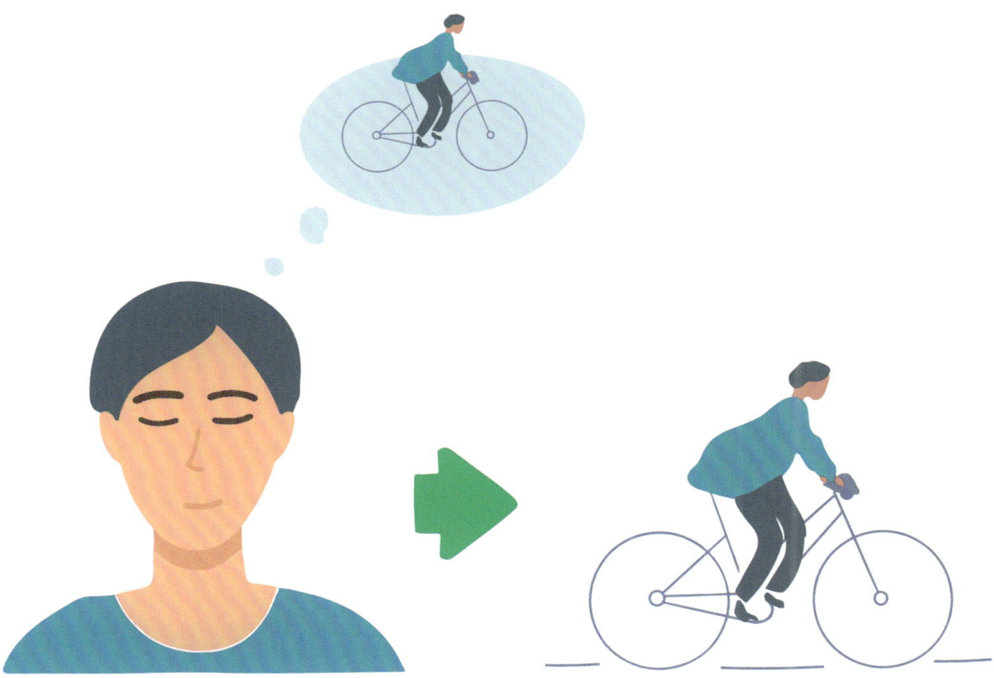

Erinnerungen können helfen, verlorene Fähigkeiten neu zu erwerben.

Spiegelneuronen aktivieren

Auch wenn der aktive Alltag immer Vorrang haben sollte: Nehmen Sie sich auch Zeit zum Träumen! Haben Sie Filme oder Videos von schönen Urlauben, vielleicht sogar davon, wie Sie joggen, Fußball oder

Golf spielen? Es spricht nichts dagegen, auch einmal in Erinnerungen zu schwelgen. Tatsächlich aktivieren Sie dabei sogar Spiegelneuronen, die Ihrem Gehirn helfen, verlorene Fähigkeiten wiederzugewinnen!

Sie brauchen im Alltag jede Menge Zielstrebigkeit, Ehrgeiz und Mut. Aber der Weg nach dem Schlaganfall entspricht eher einem Marathon als einem Sprint. Leben Sie von Tag zu Tag, von Woche zu Woche! Ob Rückkehr ins alte Leben oder völlige Neuorientierung: Ihr Weg bringt Herausforderungen und Enttäuschungen, aber auch Hoffnungen, großartige Erfahrungen und überraschende Glücksmomente mit sich.

Zusammen ist man weniger allein

Mein wichtigster Rat: Gehen Sie nicht allein! Nehmen Sie Angehörige und Freunde mit, tauschen Sie sich aus, holen Sie sich Hilfe und Unterstützung oder suchen Sie neue Weggefährten, die Ihnen zur Seite stehen, die Sie inspirieren und die Ihnen helfen können! Genau aus diesem Grund nehme ich gerne »erfahrene« Schlaganfall-Betroffene als Co-Therapeuten, die frisch Betroffenen zur Seite stehen und ihnen die Angst vor der Zukunft nehmen. In solchen Mini-Selbsthilfegruppen entstehen echte Verbundenheit und gelegentlich sogar Freundschaften.

10 Richtlinien, damit Menschen zur besten Therapie für Menschen werden

1. Zuhören statt zureden
2. Hinschauen statt abtauchen
3. Kooperation statt Neid
4. Helfen statt Ratschläge
5. Mitfühlen statt mitleiden
6. Fordern statt überfordern
7. Verstehen statt anklagen
8. Miteinander statt gegeneinander
9. Würdevoll statt wertlos
10. Leichtigkeit statt Schwerfälligkeit

Menschen sind die beste Therapie für Menschen

Eines meiner größten Vorbilder ist der Mediziner Dr. Hans-Wilhelm Müller-Wohlfahrt, langjähriger Mannschaftsarzt des FC Bayern und der Nationalmannschaft. Er behandelte auch Boris Becker. Der rief ihn eines Tages aus Melbourne an, die Australian Open standen vor der Tür: »Du musst kommen, sonst kann ich nicht spielen.« Nach 30 Stunden Anreise war er vor Ort, untersuchte den Tennisstar und meinte anschließend: »Boris, was soll das? Ist doch alles in Ordnung!« Und Becker antwortete: »Genau das wollte ich ja nur hören!«

Das Vertrauen, die persönliche Anwesenheit, die Interaktion, die Atmosphäre, die Ausstrahlung, die Verlässlichkeit: All das brauchen auch Schlaganfall-Patienten. Ich erinnere mich lebhaft an einen 84-jährigen Schlaganfall-Betroffenen, der nur mit Stock gehen konnte, diesen aber bei der großen Feier eines engen Freundes unbedingt weglassen wollte. Ich begleitete ihn. Wenn ich 20 Zentimeter neben ihm blieb, konnte er tatsächlich ohne Stock gehen und lächelnd grüßen. Aber damit war es sofort vorbei, wenn ich 25 Zentimeter weit weg war!

Ein Schluck Wasser

Etwas Ähnliches passierte mir bei einem Seminar: Eine Frau sagte, es sei seit 30 Jahren (!) ihr größter Wunsch, selbstständig aus einem Glas Wasser trinken zu können. Ich setzte mich neben sie und bat sie, das Glas zu greifen. Es war ihr nicht möglich. Dann hielt ich meine Hand in einem Abstand von 2 Zentimetern neben das Glas und bat sie, es erneut zu versuchen. Es war eine zittrige Angelegenheit ... aber allein durch die Tatsache, dass meine Hand hilfsbereit in der Nähe war, schaffte sie es tatsächlich, selbstständig einen Schluck Wasser zu trinken. Wie Magie! Die anderen Teilnehmer applaudierten!

Zufriedenheit, Vertrauen, menschliche Nähe, Humor, Glückshormone: All das sind nachweislich Faktoren für eine bessere, schnellere Reha. Gerade in diesen Bereichen braucht es manchmal aber keinen Therapeuten, keinen Experten, sondern einfach nur einen anderen Menschen ... und etwas Liebe!

Fallbeispiel

Die Liebe macht's möglich

» *Emma D. war mehrere Jahre bei mir in Therapie. Sie konnte sehr gut laufen, aber ihre Hand nicht richtig bewegen. Trotz all unserer Bemühungen machte sie keine großen Fortschritte. Sie wirkte oft traurig auf mich und schien mir sehr pessimistisch auf ihr Leben zu blicken.*

Ganz anders war das bei Julius R. Er hatte Multiple Sklerose, konnte seine Hände gut bewegen, brauchte aber einen Rollator, um laufen zu können. Julius hatte immer gute Laune, war fröhlich und humorvoll.

Emma und Julius waren beide geschieden und hatten erwachsene Kinder. Sie lernten sich in meiner Praxis kennen, mit etwas Animation meinerseits trafen sie sich zum Essen in einem Sterne-Restaurant. Es funkte sofort zwischen den beiden: Gegensätze ziehen sich an! Ein Jahr später heirateten sie und zogen zusammen. Und plötzlich machte Emma bei der Therapie große Fortschritte!

So vieles spielt sich im Kopf ab! Der Schlaganfall nimmt nicht nur Fähigkeiten, er nimmt auch Selbstvertrauen. Doch dieses Selbstvertrauen brauchen wir alle, um Dinge zu tun. Nach einem Schlaganfall fallen selbst normale Tätigkeiten plötzlich schwer und erscheinen schnell unmöglich, ohne dass man versteht, woran das liegt. Mit »Vertrauen erweckenden« Menschen an Ihrer Seite fühlen Sie sich gleich besser. Und gelegentlich werden Dinge möglich, die Sie sich gar nicht mehr zugetraut haben.

Tipps für Angehörige

In dieser Phase sollen Schlaganfall-Betroffene beim Aufgreifen alter Vorlieben und bei der Entdeckung neuer Leidenschaften unterstützt werden. Mit einer Verschiebung der Aufmerksamkeit von intensiver Therapie hin zu Eigenständigkeit im Alltag gilt es, noch bestehenden Bedarf an Hilfe einzuschätzen und zu überlegen, ob und wie viel Unterstützung nötig ist. Damit zusammenhängend steht auch die Entscheidung an, ob Angehörige bereit und in der Lage sind, diese Unterstützung dauerhaft allein zu leisten, oder ob Pflegedienste oder andere Hilfen notwendig sind.

Denn der Wechsel von intensiver Therapie zum Alltag geht damit einher, dass auch Angehörige einen Alltag etablieren sollten, der Freude und genügend Platz für eigene Wünsche und Träume bereithält. Das ist kein Luxus, sondern absolut notwendig, damit das Zusammenleben Spaß macht und gute Laune mit sich bringt. Alle Beteiligten sollten deshalb das Wohlbefinden der Angehörigen genauso im Blick behalten wie das Wohlbefinden der Betroffenen!

Ab dem 8. Monat: Selbstbestimmt leben

Wie geht es weiter? Wie kann es gelingen, nach einem Schlaganfall ein zufriedenes und glückliches Leben zu führen?

Therapie nach Bedarf

- Logopädie, Physio- und Ergotherapie an Bedarf anpassen: weiterführen, solange Chancen auf Verbesserung bei Fähigkeiten bestehen, die für den eigenständigen Alltag notwendig sind
- Erfolgstagebuch: Veränderungen festhalten, regelmäßig neue Bestandsaufnahme erstellen
- für schnelle Fortschritte bei einer bestimmten Fähigkeit ggf. in Rücksprache mit Therapeuten einwöchige Intensivtherapie mit mehreren Behandlungen täglich durchführen

Regelmäßige Check-ups beim Hausarzt

- Gesundheitszustand prüfen
- Zusammenstellung der Medikamente, Therapie und Hilfsmittel prüfen und anpassen

Psyche im Blick behalten

- Umfeld positiv und mit Freude gestalten
- Gute Laune und optimistische Grundhaltung fördern Gesundheit und Wohlbefinden.
- häufige gereizte Stimmung und Depressionen ernst nehmen und ggf. behandeln
- sofern möglich: Erfüllung in Sport und Hobbys finden, ohne Leistungsdruck

Bausteine für ein glückliches Leben

- so selbstständig wie möglich sein
- neugierig bleiben, stets Neues lernen und sich weiterentwickeln
- ohne schlechtes Gewissen genießen oder auch einmal nichts tun
- offen für Wunder bleiben

Bei der Gestaltung des weiteren Lebens kann bei Bedarf noch Therapie notwendig sein, auch der regelmäßige Besuch beim Arzt und die konsequente Einnahme der Medikamente sind wichtig. Doch vor allem gilt es, die Psyche im Blick zu behalten.

Erfolge und neue Herausforderungen

Mit dem Ende des 5-Phasen-Therapieplans für die Zeit nach der klinischen Reha sollten Sie erneut die inzwischen wohlbekannte Bestandsaufnahme erstellen. Nutzen Sie dafür Ihr Erfolgstagebuch und gleichen Sie die Ergebnisse mit dem ab, was Sie direkt nach der Entlassung aus der klinischen Reha festgehalten haben.

Sie tun dies, um eine wichtige Frage zu klären: Wie haben sich Ihre Fähigkeiten entwickelt, nachdem Sie die Therapie-Termine reduziert haben? Daran können Sie ablesen, welche Auswirkungen der Übergang von angeleiteten Übungen zu einem eigenständigen, aktiv gestalteten Alltag hatte. Und selbstverständlich sollten Sie auch Ihre Ziele überprüfen, sich über Erfolge freuen und sich die Frage stellen: »Welche Herausforderungen stellen sich mir als Nächstes?«

Ihr medizinischer Berater

Zur Bestandsaufnahme gehört auch ein erneuter Besuch bei Ihrem Hausarzt. Gemeinsam mit ihm können Sie Ihren Gesundheitszustand überprüfen und passend dazu planen, wie Sie ihn erhalten oder weiter verbessern können. Sprechen Sie auch noch einmal über Ihre Ziele und den besten Weg, sie zu erreichen. Sowohl Bestandsaufnahme als auch medizinischen Check-up sollten Sie regelmäßig wiederholen: normalerweise jedes halbe Jahr. Wenn Sie sich fit fühlen und Ihr Arzt keine Einwände hat, können Sie zu einem jährlichen Rhythmus wechseln.

Sport und Hobbys

Ein Schlaganfall ändert nichts daran, dass wir gerne unsere Fähigkeiten entfalten und Erfüllung in Sport oder Hobbys finden. Besondere Fähigkeiten und sportliche Erfolge schenken uns Selbstvertrauen und Selbstbewusstsein. Oft schenkt die Begeisterung für ein Hobby die nötige Kraft, Geduld und Ausdauer, um auch die Folgen schwerer Schlaganfälle zu überwinden.

Fallbeispiel

Hartnäckigkeit zahlt sich aus

» *Alexander N. war schon immer begeisterter Motorradfahrer. Er war Präsident seines Motorsport-Clubs und Leiter der Motorradstaffel bei der Polizei. Mit 57 Jahren erlitt er einen Schlaganfall. Rollstuhl! Motorrad fahren? Keine Chance!*

Alexander gab nicht auf. Bei der Reha gab es für ihn nur ein ganz klar definiertes Ziel: wieder Motorrad fahren! Ich arbeitete über ein Jahr lang mit ihm, Alexanders Geduld wurde auf eine harte Probe gestellt – aber es klappte! Tatsächlich kann Alexander inzwischen ein Motorrad mit Beiwagen beherrschen. Das war in der Anfangszeit nach dem Schlaganfall kaum vorstellbar. Und wir arbeiten weiter. So lange, bis Alexander auch wieder auf einem normalen Motorrad fahren kann.

Jedes Hobby erfordert gewisse Fähigkeiten, die wir mal mit mehr, mal mit weniger Aufwand einüben oder neu lernen können. Aber wie sieht es beim Sport aus, der oft besonders große Anforderungen an unsere körperlichen Fähigkeiten stellt? Ich hatte hierzu ein sehr eindrückliches Erlebnis, als sich bei einem Seminar in Österreich ein Mann mit viel Mühe in den Raum schleppte – und uns dann erzählte, dass er Abfahrtski fährt. Ich konnte das nicht glauben und schloss sogar eine Wette mit ihm ab. Er zeigte mir ein Video … und ich verlor einen Kasten Bier.

Daraus lernen wir: Unterschätze nie einen Menschen aus der Steiermark! Und: Auch nach einem Schlaganfall kann man Sport treiben und dabei sogar ernsthafte sportliche Ambitionen haben!

Fallbeispiel

Landesmeister trotz Schlaganfall

» *Eines Tages erhielt ich einen Anruf aus Namibia: Samuel T., ein 78-jähriger Schlaganfall-Betroffener, fragte, ob ich ihm helfen könne, sein Golf-Handicap zu optimieren. Er wollte namibischer Meister der Senioren werden!*

Als ich Samuel das erste Mal traf, konnte ich mir nicht vorstellen, dass er überhaupt einen Golfschläger schwingen könnte. Er lief schwerfällig mit Stock, ein Arm und ein Bein waren geschient, sein linker Arm war komplett gelähmt. Dabei hatte er angeblich ein Handicap von 31. Als ich Zweifel äußerte, lachte Samuel und sagte: »Morgen spiele ich mit Freunden Golf, kommen Sie doch vorbei!« Ich nahm die Einladung an – und staunte Bauklötze! Samuel spielte mit Leichtigkeit und Eleganz seine »gesunden« Mitspieler an die Wand! Ich beobachtete ihn beim Spiel und sammelte Erkenntnisse, um seinen Bewegungsablauf zu verbessern.

Monate später schickte Samuel mir ein Bild, auf dem er eine Trophäe in die Höhe hielt: Er hatte es tatsächlich geschafft und den 1. Platz in der Kategorie »Senioren« bei der Landesmeisterschaft in Namibia gewonnen!

Das Beispiel von Samuel zeigt: Alles ist möglich! Aber ich möchte nicht verschweigen, dass es auch andere Fälle gibt: maximal motivierte Menschen, die es trotzdem nicht schaffen, ihr Ziel zu erreichen. In solchen Fällen ist entscheidend, wie Sie mit dem nicht erreichten Ziel umgehen.

Fallbeispiel

Erfolg trotz Scheitern

» *Alexander B. war vor seinem Schlaganfall passionierter Golfspieler. Sein erklärtes Ziel: Er wollte nach einem Jahr wieder mit seiner Frau und Freunden auf den Golfplatz. Wir haben in der Therapie alles versucht, aber die großen Fortschritte, die nötig gewesen wären, um einen Golfschläger zu schwingen, blieben leider aus.*

Nachdem das Jahr abgelaufen war, begleitete ich Alexander trotzdem auf den Golfplatz. Es war ein herrlicher Sommermorgen. Der Kurs wirkte auf mich eher wie ein Park. Wir fuhren mit dem Golf-Car, begleiteten Alexanders Frau und seine Freunde. Alexander steuerte mit einer Hand und notierte die Punktzahlen der Spieler. Es wurde viel geredet, gescherzt und gelacht. Die Freude in Alexanders Gesicht war deutlich zu sehen.

Ich fühlte mich bei diesem Ausflug zu Beginn unsicher. Wir hatten das Ziel nicht erreicht. Alexander hätte auch frustriert sein können. Stattdessen verbrachten wir einen wunderbaren Vormittag. Und mir wurde klar: Es ging Alexander wahrscheinlich nie in erster Linie um das Golfspielen selbst, sondern um die Gespräche, das gemeinschaftliche Erlebnis. Er konnte sich anpassen … und hat sein eigentliches Ziel letztlich trotzdem erreicht. Aber natürlich arbeiten wir weiter daran, dass er eines Tages auch selbst wieder spielen kann.

Fallbeispiel

Vom Rollstuhl zurück auf den Rollsitz

» *Vor seinem Schlaganfall gab es für Felix N. nichts Besseres als das Rudern in einem Vierer, einem Mannschaftsruderboot. Jetzt saß er plötzlich im Rollstuhl. Rudern schien sehr weit weg. Doch Felix ließ sich nicht entmutigen. Am Ende dauerte es 5 Jahre, aber dann war es so weit!*

Ich überraschte ihn, indem ich heimlich ein Treffen mit seinen alten Ruder-Kameraden arrangierte. Wir trafen uns an einem wunderbaren Maiabend am Bootshaus, das Wasser war spiegelglatt. Mit etwas Hilfe schaffte es Felix in das Boot und gemeinsam ruderte er mit seinen Freunden im gleichmäßigen Rhythmus genussvoll dem Sonnenuntergang entgegen. Mir kamen fast die Tränen beim Zuschauen!

Unter Beifall stieg Felix anschließend aus dem Boot, zog seine Mütze, verbeugte sich und sagte mit glänzenden Augen: »Ein Wunder ist geschehen! Ich durfte als ehemaliger Rollstuhlfahrer mit meinen Kameraden auf dem Rollsitz rudern!«

Einige Monate später ist dieser wunderbare Mensch dann friedlich verstorben.

Ein Schlaganfall hat Auswirkungen darauf, ob und wie Sie Sport treiben können und sollten. Ob Fahrradfahren, Golfen, Nordic-Walking, Reiten, Rudern, Segeln, Schwimmen, Spazierengehen, Surfen oder Tanzen: Prüfen Sie, welche Möglichkeiten Sie noch haben, sprechen Sie mit Therapeuten und Ärzten – und probieren Sie es einfach aus! Solange Sie Vorkehrungen treffen, um Verletzungen zu vermeiden, ist alles erlaubt!

Tatsächlich ist es gar nicht entscheidend, ob Sie sich durch Sport, ein Hobby oder eine andere Tätigkeit motivieren: Wichtig ist, dass Sie sich eine Aufgabe stellen und Ihr Bestes geben, sie zu bewältigen. Am Ende zählt nur, wie Sie sich fühlen.

Fallbeispiel

Ein echter Champion

» *Ich vermittelte Karl P. den Job, für eine Firma 15 000 Werbeflyer in Briefkästen zu werfen. Der Lohn: 100 Euro. Karl konnte seit dem Schlaganfall seinen Arm kaum bewegen, das Laufen fiel ihm schwer. Er sagte: »Ich mache es wie Beppo, der Straßenkehrer aus Momo: einen Besenstrich nach dem anderen!«*

Für Karl war die einfache Tätigkeit eine sportliche Herausforderung. Jeden Morgen kam er vorbei und nahm ein Paket Flyer. Am Nachmittag kehrte er müde zurück, aber mit einem stolzen, strahlenden Gesicht, er machte die Becker-Faust, als hätte er gerade in Wimbledon gewonnen! Er brauchte 3 Wochen, um die ganze Stadt zu versorgen. Und obwohl er wenig Geld hatte, spendete er von seinem Lohn 50 Euro für die Stiftung Schlaganfall-Hilfe. Vor dieser Leistung und dieser Haltung kann man nur den Hut ziehen!

Bei aller Motivation: nicht übertreiben!

Ein zentrales Thema dieses Buches bildet die Empfehlung, das Leben aktiv zu gestalten und auch gegen innere Widerstände immer wieder zu versuchen, die eigenen Möglichkeiten zu erhalten und zu erweitern. Mit dem folgenden Beispiel möchte ich verdeutlichen, was ich damit NICHT meine.

Fallbeispiel

Niemals Beschwerden ignorieren

Ich hielt vor einer Selbsthilfe-Gruppe einen Vortrag mit dem Thema »Leben statt Leiden«. Unter den 100 Zuhörenden war auch Charlotte S., die zwar längere Spaziergänge machen konnte, aber mit verschiedenen Beschwerden zu kämpfen hatte.

Drei Jahre später besuchte Charlotte mich mit ihrem Mann. Sie saß im Rollstuhl. Der eine Fuß war offen entzündet und fast vollständig versteift, selbst wenige Schritte waren nicht mehr möglich. Und das mit 70 Jahren! Was war geschehen?

Charlottes Ehemann war früher Spitzensportler. Als ihr das Gehen immer schwerer fiel, empfahl er ihr, trotz Schmerzen weiter zu »trainieren«. Sie ignorierte die Beschwerden und machte weiter. Darüber hinaus ist Charlotte trotz Schmerzen und nachlassender Leistungsfähigkeit nicht zum Arzt gegangen. Stattdessen hat sie sich »zusammengerissen« und damit den richtigen Zeitpunkt verpasst, gegenzusteuern. Nun muss sie mit dauerhaften Einschränkungen leben.

Charlottes Ehemann meinte es sicher gut. Aber mit seiner Ermutigung hat er sie dazu veranlasst, die Signale des eigenen Körpers zu ignorieren und sich über vernünftige Grenzen hinaus anzustrengen. Training trotz Schmerzen mag im Leistungssport teilweise notwendig sein, um in jungen Jahren Spitzenleistungen zu bringen. Es ist und bleibt aber ungesund. Körperliche Herausforderungen sollten keine Schmerzen bereiten, sondern stärken! Gerade mit zunehmendem Alter gilt: Schmerzen sind ein Warnsignal, das Sie unbedingt beachten sollten, indem Sie die Beanspruchung reduzieren oder eine Pause einlegen.

Dass Charlotte sich »zusammengerissen« hat und nicht zum Arzt gegangen ist, hat die Situation verschärft. Motivation und Disziplin genießen in unserer Gesellschaft hohes Ansehen. In diesem Fall zeigt sich deutlich, dass sie auch negative Seiten haben.

Haushalten mit den eigenen Kräften

Sie haben nur eingeschränkt Einfluss darauf, wie viel Kraft Ihnen nach einem Schlaganfall zur Verfügung steht. Allerdings können Sie Erfahrungen sammeln und lernen, geschickt mit der noch vorhandenen Kraft umzugehen. Vielleicht brauchen Sie jetzt mehr Zeit, um sich auszuruhen. Das macht die verbleibende Zeit aber umso wertvoller – für Sie und auch für andere.

Fallbeispiel

Ausruhen statt Netzwerken

» *Die erfolgreiche Managerin Laura T. erlitt einen Schlaganfall, von dem sie sich durch viel Disziplin gut erholte. Sie wechselte ihr Betätigungsfeld und bietet seitdem Coaching und Beratung für Schlaganfall-Betroffene an. Ich besuchte einen ihrer Workshops und war von ihrem Enthusiasmus begeistert!*

In einer Mittagspause wollte ich ein bestimmtes Thema in einem persönlichen Gespräch mit Laura vertiefen. Sie lächelte und sagte, dass sie sich wirklich gern mit mir austauschen würde. Allerdings müsse sie sich jetzt dringend für eine Stunde auf ihr Zimmer zurückziehen, weil sie sonst in die Erschöpfungsphase komme.

Im Beispiel wird deutlich: Laura weiß genau, wie viel Kraft sie zur Verfügung hat und wann sie eine Pause braucht. So bleibt sie leistungsfähig und reduziert die Gefahr eines zweiten Schlaganfalls. Das ist keine Schwäche, sondern eine große Stärke! Ich vergleiche die verfügbare Energie nach einem Schlaganfall gerne mit einem Laptop, beim dem die Akkuleistung sich durch einen Defekt auf einen Schlag verschlechtert hat. Das Gerät ist dann kein Schrott – man muss es nur häufiger aufladen!

Arbeiten mit dem, was noch da ist

Art und Umfang der Therapie werden immer von Ihrem aktuellen Zustand bestimmt. Bei allem Optimismus sollten Sie realistisch sein, Möglichkeiten und Grenzen erkennen und würdevoll damit umgehen. Das erfordert Erfahrung … und Mut.

Fallbeispiel

Erkennen, was die Situation erfordert

» Ich wurde zu einem Hausbesuch bei Frieda B. gebeten, die gerade einen Schlaganfall erlitten hatte. Die Angehörigen empfingen mich mit Anweisungen des sehr jungen, dynamischen und hochmotivierten Hausarztes: Ich sollte ihre Mutter und Oma mobilisieren, damit sie wieder an der Bettkante sitzen, aufstehen und gehen könne.

Als ich in Friedas Zimmer kam, traf ich auf eine 90-jährige bettlägerige Frau, die regungslos im Bett lag. Ich sah ihr in die Augen … und wusste, was zu tun war. Ich lagerte sie so, dass sie keine Schmerzen haben und nicht wundliegen würde und leicht und tief atmen konnte. Eine Woche später ist sie friedlich verstorben.

Natürlich gibt es 90-Jährige, die noch Kraft haben, mehrere Jahre weiterleben und erstaunliche Fortschritte machen können. Genauso gibt es deutlich jüngere Menschen, die durch Krankheiten oder gesundheitliche Beschwerden so geschwächt sind, dass ihnen schlicht der Wille fehlt, sich zurück ins Leben zu kämpfen. Für mich als Therapeut geht es darum, den Menschen hinter all den Beschwerden und Einschränkungen zu sehen und alles zu tun, um diesen Menschen auf der Reise zu seinen selbstgesteckten Zielen zu stärken, zu stützen und zu begleiten. Auch und gerade dann, wenn es um das Ende dieser Reise geht!

Weitere Therapie?

Solange Sie im Alltag erforderlichen Tätigkeiten noch nicht eigenständig und vollständig allein bewältigen können und solange es Hoffnung auf Besserung gibt, sollten Sie sich Unterstützung von Logopäden, Physio- und Ergotherapeuten suchen. Auch zur Ausübung Ihres Berufes (sofern relevant) oder Ihrer Lieblingsbeschäftigung sollten Sie alle Hilfe suchen und annehmen, die Sie bekommen können. In jedem Fall gilt: Beobachten Sie, wie sich Ihre Fähigkeiten verändern! Wenn Sie eine negative Entwicklung wahrnehmen – was leider nicht selten ist –, dann steuern Sie gegen, holen Sie sich Rat von Ärzten und Therapeuten. In den meisten Fällen kann eine Abnahme von Fähigkeiten gestoppt oder zumindest deutlich verlangsamt werden.

Unterschätzen Sie niemals die Bedeutung der Psyche für Gesundheit und Wohlbefinden! Tätigkeiten, die Ihnen wichtig sind, sollten Sie auch entsprechend behandeln und weder Zeit noch Mühen scheuen, um sie wieder aufnehmen zu können. Falls es nicht klappt, können Sie sich immer noch umorientieren.

Große Schritte dank Intensivtherapie

Auch nach Ende des 5-Phasen-Therapieplans können Sie zielgerichtet intensivere Therapie-Phasen planen, wenn Sie in einem bestimmten Bereich schnelle Fortschritte machen möchten. Ich habe z. B. sehr gute Erfahrungen mit einwöchigen Intensivtherapien gemacht, bei denen jeden Tag therapeutisch gearbeitet wird, um ein bestimmtes Ziel zu erreichen.

Fallbeispiel

In 4 Tagen zurück aufs Fahrrad

» *Leon M., 60 Jahre, konnte nach einem schweren Schlaganfall kaum noch gehen, einen Arm konnte er kaum benutzen. Er buchte eine viertägige Intensivtherapie – mit dem Ziel, danach wieder Rad fahren zu können, obwohl er wusste, dass dies so gut wie unmöglich war: Weder konnte seine Hand den Lenker halten, noch blieben die Füße auf den Pedalen.*

Nach der ersten Therapie-Einheit gab ich ihm das Versprechen, dass wir beide am Ende der Therapie zusammen mit dem Fahrrad in den 5 Kilometer entfernten Nachbarort in einen Biergarten fahren würden. Leon wollte es nicht glauben, doch dieses Ziel verlieh ihm in den folgenden Therapie-Stunden viel Mut und Optimismus.

Am Ende der Therapie konnte ich das Versprechen einhalten. Allerdings etwas anders, als Leon es erwartet hatte: Das Fahrrad war ein Tandem. Wir fuhren an einem lauen Frühlingsabend durch saftig grüne Felder und Wiesen zu dem Biergarten und feierten den Erfolg ausgiebig. Leon war sehr zufrieden und stolz!

Die im Beispiel beschriebene Fahrt mit dem Tandem stellte ein notwendiges Zwischenziel dar, das zu Beginn der Therapie kaum vorstellbar gewesen wäre. Nach viel Gleichgewichtstraining konnte Leon zwei Jahre später tatsächlich auch wieder ein ganz normales Fahrrad fahren. So funktioniert es meiner Erfahrung nach bei fast allen Alltagsaktivitäten: sie zuerst mit Kompromissen und Hilfsmitteln möglich machen, dann Hilfen schrittweise reduzieren, anschließend verfeinern, bis die Tätigkeit wieder komplett eigenständig bewältigt werden kann.

Um wichtige Fähigkeiten neu lernen zu können, habe ich das »Back to Life«-Konzept entwickelt. Im Zentrum steht dabei eine einwöchige Intensivtherapie. Zu den typischen Zielen gehören eigenständiger Toilettengang oder Treppensteigen ohne Geländer. In einer Woche werden hier oft Ergebnisse erzielt, die sonst Monate brauchen oder nie erzielt werden!

Fallbeispiel

Allein auf die Toilette

» Niklas P. erlitt seinen Schlaganfall mit 55 Jahren. Nach fünf Monaten stationärer Reha konnte er wieder nach Hause, war aber teilweise noch auf einen Rollstuhl angewiesen. Sein größtes Problem: Er schaffte es nicht allein auf die Toilette, sodass er immer auf seine Frau angewiesen war. Kein zufriedenstellender Zustand! Sieben Monate nach dem Schlaganfall erhielt Niklas von der Krankenkasse die Bewilligung der Kostenübernahme für eine Woche Intensivtherapie.

Wir installierten zwei Haltegriffe, dann begann das Training. Denn es reicht nicht, den Transfer auf die Toilette zu schaffen: Alle Bewegungsläufe müssen so einstudiert werden, dass die Sicherheit gewährleistet ist und kein Verletzungsrisiko mehr besteht.

Wir begannen damit, dass ich jede Bewegung mit den Händen begleitete. Dann versuchte Niklas es unter Beobachtung zum ersten Mal allein. Nach vier zweistündigen Therapie-Einheiten kamen wir tatsächlich an den Punkt, dass Niklas den Toilettengang allein bewältigen konnte. Zunächst blieb seine Frau dabei in der Nähe. Doch in kurzer Zeit bekam Niklas den Toilettengang so souverän und sicher hin, dass seine Frau wieder für einige Stunden allein aus dem Haus konnte, um Termine wahrzunehmen und Besorgungen zu erledigen.

Das Beispiel zeigt, dass mit einer kurzen, intensiven Therapie-Phase die Lebensqualität deutlich gesteigert werden kann – hier sowohl für Niklas als auch für seine Frau. In einem ganz ähnlich gelagerten Fall ging es um einen knapp 90-Jährigen, der Fußschienen, Schuhe und einen Rollator zum Laufen brauchte und vor allem nachts auch eine Windel tragen musste. Sein Ziel: nachts gemeinsam mit seiner 87-jährigen Ehefrau barfuß auf die Toilette gehen. Wir mussten zwei Wochen täglich eine Stunde trainieren, der Sohn, die Ehefrau und ein Freund der Familie haben mitgeholfen – am Ende hat es geklappt! Solche Erfolge bringen weit mehr als eine Erleichterung im Alltag: Sie schenken vom Schlaganfall gezeichneten Menschen das Gefühl, ihrem Schicksal nicht ausgeliefert zu sein.

Fallbeispiel

Endlich wieder Auto fahren

» *Für Johannes D. lag der Schlaganfall bereits eineinhalb Jahre zurück. Lähmungen, die ihn zu Beginn stark einschränkten, hatte er weitgehend in den Griff bekommen. Sein Ziel: Auto fahren. Nachdem er von ärztlicher Seite das Okay bekommen hatte, machte er eine Fahrstunde bei einer Spezial-Fahrschule – und bekam dort gesagt, dass sein Schulterblick nicht ausreiche: Halswirbel und Schultergürtel waren übermäßig angespannt und teilweise versteift, sodass die Koordination mit der Brustwirbelsäule verloren gegangen war.*

Wir planten eine Intensivtherapie. Schon nach zwei Therapie-Einheiten konnte Johannes sich so drehen, dass der Schulterblick wieder ausreichend möglich war und dem Führerschein somit nichts mehr im Weg stand.

Die Beispiele zeigen, dass es in der Intensivtherapie recht schnell klappen kann, aber auch mal länger dauert, bis das Ziel erreicht ist. Eine Garantie kann es bei Auswirkungen eines Schlaganfalls nie geben. Doch wenn eine konkrete Beeinträchtigung Sie von Eigenständigkeit im Alltag oder der Ausübung einer für Sie wichtigen Tätigkeit abhält, dann empfehle ich Ihnen, sich mit Ihrem Therapeuten über die Möglichkeit einer Intensivtherapie zu unterhalten.

Intensive Therapie ist keine intensive Belastung

Jede intensive Therapie muss von Ärzten bewilligt werden. Oft machen diese sich Sorgen, dass dieses »Training« zu viel für ihre Patienten sein könnte. Tatsächlich findet intensive Therapie aber häufig im Liegen auf der Therapie-Bank statt. Anstrengende Spannungen im Körper sollen reguliert, harmonisiert und ausgeglichen werden. Intensive Therapie steigert Flexibilität und Beweglichkeit, sie normalisiert Vital-Funktionen wie Blutdruck und Puls. Es geht vor allem um Sensibilisieren, Entspannen und Lockern. Kraft- und Muskelaufbau spielen eine untergeordnete Rolle.

Weniger Stress für den Körper: Hört sich nicht nach Anstrengung oder gar Überlastung an, oder? Klären Sie mit Ihrem Therapeuten, was für Ihr konkretes Ziel sinnvoll oder notwendig wäre. Dann können Sie im Gespräch mit Ihrem Arzt genau erklären, worum es in der Intensivtherapie geht und was auf Sie zukommt. Wenn er weiterhin skeptisch ist, kann ein direktes Gespräch zwischen Arzt und Therapeut helfen, um die Therapie mit Rücksicht auf Ihren gesundheitlichen Status zu gestalten.

Wer übernimmt die Kosten?

Wenn Intensivtherapie im ersten Jahr nach dem Schlaganfall stattfindet, haben

Sie gute Chancen, dass die Kosten von der Krankenkasse übernommen werden. Für ein deutliches Plus an Lebensqualität lohnt es sich aber auch, die Intensivtherapie aus eigener Tasche zu bezahlen.

Falls dafür die Mittel fehlen, empfehle ich Rücksprache mit Ihrem Therapeuten und Ihrem Hausarzt. Wo ein Wille ist, da findet sich meiner Erfahrung nach in den meisten Fällen auch ein Weg! Ich selbst benötige zum Beispiel bei meinen Kursen Patienten, die von den Teilnehmenden unter Aufsicht behandelt werden – auf diese Weise konnte ich Patienten 5 Tage lang täglich 2 Stunden intensive Therapie kostenfrei anbieten und habe damit große Erfolge erzielt. Auch Stiftungen und Fördernetzwerke können wertvolle Tipps geben: Am Ende des Buches finden Sie einige Adressen (Seite 106), an die Sie sich wenden können.

Fokussieren, tanzen, tolerieren

Die Psyche muss nach dem Schlaganfall vieles neu lernen. Belastungen können auch zu schlechter Laune und in schlimmen Fällen zu Depressionen führen. Hinschauen, fokussieren, tanzen und tolerieren – es mag überraschen, aber tatsächlich beschreiben diese Fähigkeiten ziemlich genau, was Schlaganfall-Patienten sich am meisten wünschen und was ihnen psychisch am meisten zu schaffen macht.

Konzentrieren auf das, was man ändern kann

Damit Ihre Psyche sich frei entfalten kann, möchte ich Sie dazu einladen, den Spielraum zu erkunden, der Ihnen geblieben ist. Für besonders wertvoll halte ich in diesem Zusammenhang die Erkenntnisse des Psychotherapeuten und Psychiaters Viktor E. Frankl, der sich damit beschäftigte, dass das Streben nach selbstgesteckten Zielen den Sinn des Lebens ausmacht.

Mehr Informationen zu Viktor E. Frankl und der von ihm begründeten Logotherapie (nicht zu verwechseln mit Logopädie!) erhalten Sie im Abschnitt »Die Sinnlehre von Viktor E. Frankl« (Seite 90).
Ich möchte hier nur kurz das Sinn-Wahrnehmungstraining vorstellen, das seine Schülerin Elisabeth Lukas entwickelt hat. Das Training umfasst 5 Schritte, anhand derer Sie konkrete Probleme und akute Krisen in den Griff kriegen können.

Schritt 1: Was ist das Problem?

Nicht vage und diffus, sondern nüchtern und konkret beschreiben.

Schritt 2: Wo ist mein Freiraum?

Machen Sie sich Ihren persönlichen Spielraum klar bewusst. Das ist der Freiraum, den Sie gestalten können. Was Sie nicht ändern können, spielt auch keine Rolle.

Schritt 3: Welche Wahlmöglichkeiten habe ich?

Sammeln Sie kreativ und ohne Wertung alle Möglichkeiten, die Sie haben. Es gibt dabei keine Denkverbote. Lassen Sie Ihrer Fantasie freien Lauf!

Schritt 4: Welche Wahlmöglichkeit ist die sinnvollste?
Spielen Sie Detektiv und identifizieren Sie die sinnvollste Möglichkeit. Orientieren Sie sich dabei weniger daran, worauf Sie Lust haben, sondern eher danach, Verantwortung zu übernehmen und die objektiv beste Entscheidung zu treffen.

Schritt 5: Wie verwirkliche ich die sinnvollste Wahlmöglichkeit?
Entscheiden Sie sich, nehmen Sie sich in die Pflicht, planen Sie den ersten Schritt und führen Sie ihn aus – so schnell und konsequent wie möglich.

Durch die Schritte des Sinn-Wahrnehmungstrainings erkennen Sie: Ich bin trotz aller Einschränkungen nicht »der Schlaganfall von Zimmer 10« oder Patient Nummer 1248, sondern ein Individuum mit zahlreichen Facetten und Funktionen. Ob Oma, Mutter, Ehefrau oder Tochter; ob Freundin, Kumpel oder Partner; ob Büchernarr, Wanderfreund, Golfer oder Gitarrist; ob einfühlsam oder kreativ, nachdenklich oder spontan: Sie sind eine einmalige Mischung von bestimmten Rollen, besonderen Charakterzügen und vielen Dingen, die Ihnen wichtig sind. Dass Sie der Schlag getroffen hat, ändert Rahmenbedingungen, Rollen, Funktionen und vielleicht sogar Eigenschaften. Es ändert aber nichts an Ihrer Einmaligkeit und Ihrer Fähigkeit, im Angesicht Ihrer Situation eigene Entscheidungen zu treffen!

Seien Sie der Chef in Ihrem Leben

Sich nicht zu entscheiden ist auch eine Entscheidung! Statt passiv zu sein, ist es jedoch besser und befriedigender, das eigene Leben selbst aktiv zu gestalten. Nach dem Schlaganfall stehen viele Entscheidungen an: zurück in den alten Beruf oder Berufswechsel. Zurück in die alte, eventuell umgebaute Wohnung oder umziehen. Urlaub wie immer oder neue Ziele. Weiter mit dem alten Partner oder allein oder mit einer neuen Partnerin. Liebgewonnene Hobbys und Sport fortführen, neu erlernen oder neue Möglichkeiten entdecken. Nichts tun oder neue Aufgaben und Ehrenämter übernehmen. In der Heimat bleiben oder in einem anderen Land, auf einem anderen Kontinent neu anfangen. Selbstbestimmt leben ist nicht von körperlichen Fähigkeiten oder anderen äußeren Bedingungen abhängig!

Fallbeispiel

Mutige Entscheidungen treffen

» Mia N. ist knapp über 70 Jahre alt und seit ihrem Schlaganfall auf einen Rollstuhl angewiesen. Ihr Mann starb kurz nach der Goldenen Hochzeit, aber sie hat viele Kinder, Enkel und sogar schon Urenkel. Sie liebt ihre Familie, möchte jedoch niemandem zur Last fallen.

Als Mia mich anrief, klang sie begeistert: Sie hatte einen Platz in einer betreuten Wohnanlage gefunden! Bei der Auswahl und der Einrichtung ihrer neuen Wohnung bekam sie von ihrer 8-jährigen Lieblingsenkelin tatkräftige Unterstützung, die auch versprach, sie häufig zu besuchen. Mia fragte mich nach Adressen von Therapeuten vor Ort. Offensichtlich wollte sie trotz idealer Rahmenbedingungen weiter daran arbeiten, ihre Fähigkeiten auszubauen.

Im Beispiel wird deutlich, dass Mia mit vielen Einschränkungen klarkommen muss. Sie vermisst ihren Mann, der ihr immer zur Seite stand. Aber sie lebt dank ihres Elektro-Rollstuhls und ihrer Entscheidung für betreutes Wohnen weitgehend selbstständig. Sie kann die Nähe zur Familie genießen, ohne von deren Hilfe abhängig zu sein. Sie hat ihr Schicksal mit Herz, Mut und Reife in die Hand genommen und ihr Leben nach ihren Vorstellungen gestaltet. Beneidenswert!

Denken Sie an Ihre Angehörigen

Was für Schlaganfall-Betroffene gilt, das gilt auch für ihre Angehörigen und ihr gesamtes Umfeld. Behalten Sie im Blick, dass auch diejenigen ein sinnerfülltes und zufriedenes Leben führen, auf deren Hilfe Sie angewiesen sind. Achten Sie dabei nicht nur auf Worte, sondern auch auf nonverbale Signale wie Körperhaltung, Mimik und Gestik. Sie sagen oft etwas über die innere Verfassung von Menschen aus, was sie sich vielleicht selbst nicht eingestehen wollen. Mit Geduld, Zuversicht und gegenseitigem Verständnis können Sie die Zukunft gemeinsam konstruktiv gestalten.

Neue Erlebnisse würzen das Leben

Ich habe Ihnen gute Gewohnheiten, feste Rituale und vernünftige, zielgerichtete Aktivitäten empfohlen. Das ist alles maximal sinnvoll. Damit Sie zufrieden und glücklich sind, möchte ich Sie zum Abschluss meiner Ausführungen aber dazu anregen, auch dem Chaos und dem Unsinn Platz einzuräumen – im Kleinen wie im Großen.

Das kann ein Urlaub oder eine Tagesreise an einem unbekannten und besonders fremden Ort sein. Ich meine damit aber auch solche Dinge wie einen Einhänder-Kochkurs, einen Anruf bei Bekannten, die Sie lange nicht mehr kontaktiert haben, oder ein Kaffeekränzchen mit alten Freunden … aber bitte mit Sahne! Vielleicht riskieren Sie auch mal etwas ganz Verrücktes wie ein Tauch-Abenteuer oder einen Tandem-Sprung mit Gleitschirm! Überraschen Sie sich selbst und alle anderen mit neuen Ideen, Gedanken und Aktivitäten. Lassen Sie immer wieder Neues in Ihr Leben – dann können Sie unmöglich zum sprichwörtlichen alten Eisen gehören!

Fallbeispiel

Führungen im Museum mit Rollstuhl

» *Julius R., einer meiner Patienten, war ein kreativer und etwas schräger 85-Jähriger, ehemals Biologielehrer. Er lebte im Pflegeheim und benötigte einen Rollstuhl. Ich bewunderte sein umfassendes Wissen und fand es immer wieder schade, dass nur ich und sein engstes Umfeld etwas davon mitbekamen. Deshalb animierte ich ihn, im Museum eine Führung für Schlaganfall-Betroffene sowie deren Angehörige und Therapeuten zu machen.*

Er ging das Wagnis ein ... und alle waren begeistert! Inzwischen macht er seine Führungen zweimal im Jahr. Meine Unterstützung braucht er lediglich bei der Organisation.

Das Wichtigste zum Schluss

Den ersten Teil Ihres neuen Lebensabschnitts haben Sie hinter sich. Sie sollten gut vorbereitet sein, um aktiv und zuversichtlich voranzugehen. Es liegt nun an Ihnen, Ihre noch vorhandenen Chancen und Möglichkeiten zu nutzen. Was mir persönlich dabei am wichtigsten ist: Seien Sie guter Dinge, entwickeln Sie ein starkes Selbstwertgefühl und blicken Sie mit froher Erwartung in die Zukunft! Das wünsche ich Ihnen von ganzem Herzen!

10 Bausteine zum Aufbau eines nachhaltig glücklichen und zufriedenen Lebens

1. Entdecken Sie sich als wertvollen Menschen mit eigenen Zielen und machen Sie sich Ihren Wert für andere Menschen bewusst.
2. Gestalten Sie Ihr Umfeld positiv: Partner, Partnerin, Angehörige, Freunde, Freundinnen usw.
3. Erhalten Sie so weit wie möglich Ihre Selbstständigkeit.
4. Begegnen Sie anderen und sich selbst mit Dankbarkeit, Demut und Verständnis.
5. Hören Sie nie auf zu lernen und sich weiterzuentwickeln.
6. Genießen Sie ohne schlechtes Gewissen.
7. Finden Sie die Kraft, auch einmal nichts zu tun.
8. Erlauben Sie sich, Träume zu haben, auch wenn Sie sich nicht alle erfüllen können.
9. Seien Sie stets offen für Neues.
10. Seien Sie stets bereit für das Wunder.

Empfehlungen für Angehörige

Körperliche Einschränkungen, Persönlichkeitsveränderungen, nonverbale Kommunikation – ein Schlaganfall stellt auch Angehörige vor viele Herausforderungen.

Angehörige werden genauso vom Schlag getroffen wie die Betroffenen selbst! Sie sind überrumpelt, ratlos, schockiert von der plötzlichen Konfrontation mit Verletzlichkeit und Sterblichkeit, überfordert von neuen Zuständigkeiten, irritiert durch ständig erforderliche Rollenwechsel, ängstlich und besorgt mit Blick auf reale oder fantasierte Gefahren.

Auch Angehörige brauchen Hilfe

Besonders bei langfristigen oder dauerhaften Einschränkungen durch die Folgen des Schlaganfalls entwickelt sich bei den pflegenden Angehörigen aus dem ständigen Kümmern nicht selten ein stiller Kummer. Denn die Umgebung erwartet nach einiger Zeit Normalität und reagiert mit Rückzug, wenn Angehörige von Widersprüchen, Schwankungen und Dauerbelastungen berichten. Ärger, Reizbarkeit, soziale Isolation und Frustration sind sehr oft die Folge.

Ich empfehle ALLEN Angehörigen, sich eine psychosoziale Begleitung durch spezialisierte, kompetente Therapeuten, Case Manager oder Gesundheits-Coaches zu suchen. Auch ehrenamtliche Schlaganfall-Helfer, Schlaganfall-Lotsen oder Angehörigen-Treffen im Rahmen der Selbsthilfe können eine dringend benötigte Stütze sein. Auf jeden Fall sollten Angehörige Hilfe suchen, bevor sie an ihre Grenzen kommen – wenn die Situation bereits unerträglich geworden ist oder Depressionen und Burnout auftreten, ist es zu spät!

Veränderte Persönlichkeit?

Durch die Auswirkungen des Schlaganfalls auf das Gehirn und die oft krass veränderten Lebensbedingungen verändern sich Betroffene. Positive Charaktereigenschaften können verloren gehen, insbesondere im ersten Jahr. Verdrängte und unterdrückte Impulse treten hervor. Die Beherrschung geht schneller verloren, die Leistungsfähigkeit ist eingeschränkt, Lustlosigkeit macht sich breit. Und es nervt, wenn alles so laaangsaaam geht!

Wenn die Veränderung den Betroffenen selbst überhaupt auffällt, fühlen sie sich in vielen Fällen fremdgesteuert, wie willenlose Zombies. Angehörige bekommen sie aber auf jeden Fall mit – und sie leiden oft darunter, dass der Schlaganfall ungeduldiger, reizbarer, leidenschaftslos und antriebslos macht. Tatsächlich kann es so weit kommen, dass man das Gefühl bekommt, einen anderen Menschen vor sich zu haben.

Klarkommen mit dem »neuen« Partner

Die Herausforderungen, die die körperlichen Einschränkungen der Betroffenen mit sich bringen, können Angehörige meist noch bewältigen. Aber es fällt ihnen oft sehr schwer, die Persönlichkeitsveränderung zu akzeptieren. Der einst vertraute Mensch ist nicht mehr derselbe wie vor dem Schlaganfall. Viele Beziehungen zerbrechen daran.

Welcher Weg ist der richtige? Sympathisch finde ich die Haltung eines Paares, das gerade die Diamantene Hochzeit gefeiert hatte und bei dem der Mann sich durch den Schlaganfall stark verändert hatte. Mich beeindruckte die Aussage der Ehefrau: »Wissen Sie, wir sind zusammen durch dick und dünn gegangen, da reparieren wir lieber, bevor wir so etwas Kostbares wegwerfen!«

Beste Devise: »Wir schaffen das!«

Meine Empfehlungen für Angehörige: Veränderungen akzeptieren, altes Verhalten, wenn möglich, neu erlernen (oft nicht möglich, nie einfach!), gemeinsam am Aufbau neuer Vertrautheit arbeiten und dabei Familie, Freunde und professionelle Hilfe einbinden. Besonders wichtig: Angehörige sollten über ihre Gefühle sprechen, sowohl mit den Betroffenen selbst als auch mit Familie und Freunden, Ärzten und Therapeuten. Voraussetzung ist, dass die Gesprächspartner etwas Zeit haben und einfühlsam sind.

Eine echte Bereicherung können Selbsthilfegruppen für Angehörige sein: Niemand kennt die Probleme von Angehörigen besser als andere Menschen in der gleichen Situation! Natürlich kommt es auch zu Trennungen. Aber wenn Paare es schaffen, trotz Problemen und Veränderungen zusammen zu bleiben, fühlen sie sich danach noch tiefer und intensiver verbunden. Und ist es nicht genau das, worum es im Leben geht?

Ehrlichkeit ist Trumpf

Schlaganfall-Betroffene entwickeln eine hohe Sensibilität für nonverbale Signale. Verständlich! So viele Menschen im Umfeld versuchen, rücksichtsvoll zu sein, ihren Schock und ihre Trauer zu verbergen oder gute Stimmung zu verbreiten, wenn sie in Wirklichkeit am Boden zerstört sind. Die Körperhaltung, die Mimik, die

Gestik spiegeln die wahren Gefühle jedoch wider. Wenn sie nicht zu dem passen, was wir sagen, reagieren Schlaganfall-Betroffene schnell ablehnend und verärgert.

Ich als Therapeut erlebe das besonders stark bei Betroffenen mit Sprachstörung. Sie beobachten mich ganz genau. Jede noch so kleine Reaktion wird als negativ bzw. positiv oder für mich bzw. gegen mich ausgelegt. Mein Rezept, das ich auch Angehörigen, Therapeuten und anderen Menschen im Umfeld ans Herz lege: Augenkontakt halten, ehrlich sein und achtsam bleiben! Einmal verlorenes Vertrauen kann man fast unmöglich zurückgewinnen.

Tipps für Angehörige – insbesondere bei Betroffenen mit Sprachstörungen

- auf eine ruhige, entspannte Atmosphäre achten
- Blickkontakt aufbauen und halten
- nicht zum Sprechen auffordern
- Zeit lassen und warten können
- Situationen schaffen, die Sprache auslösen
- auf nonverbale Kommunikation wie Gestik und Mimik achten
- kurze Sätze, natürlich, langsam, klar und ruhig sprechen
- Pausen machen und verbale Kommunikation auf kurze Einheiten beschränken
- Thematik wählen, bei der beide sich auskennen
- Motto: »Viel Zeit, Ausdauer, motivierende Erfolge und sehr viel Geduld« – obwohl das Wort »GEDULD« Betroffene zum Wahnsinn bringen kann!

Team aufstellen und Aufgaben verteilen

Klare Ansage: Wenn Angehörige versuchen, alle durch den Schlaganfall entstandenen zusätzlichen Aufgaben allein zu meistern, ist das zum Scheitern verurteilt! Deshalb lautet meine Empfehlung an den Partner, die Partnerin bzw. die wichtigste Person im Leben des oder der Betroffenen: Übernehmen Sie die Rolle des »Häuptlings«, des Entscheiders, wenn sich niemand sonst dafür anbietet. Machen Sie eine Liste aller Aufgaben, die im Rahmen des 24-Stunden-Managements anfallen: Lagern im Bett, Rollstuhl, Umsetzungen/Transfers aus dem Bett, ins Bett, Toilettengang, Hilfen beim Anziehen und Ausziehen, Waschen, Duschen, Kochen, Hilfe beim Essen ... was immer in Ihrem Fall notwendig ist. Machen Sie dann eine zweite Liste mit unregelmäßigen Aufgaben wie Fahrdiensten, Therapie-Stunden, Spaziergängen, Ausflügen, Skat-Runden, Stammtischen, Einkäufen, Kino, Theater, Sport usw.

Gehen Sie anschließend das mögliche Team durch: andere Mitglieder des Haushalts, Familie, Verwandte, Freunde, Freundinnen, Pflegepersonal, Therapierende, Helfer, Helferinnen. Teilen Sie das Team in dauerhafte, verlässliche Helfer (vor allem für Aufgaben auf der ersten Liste) und gelegentliche Helfer (vor allem für Aufgaben auf der zweiten Liste) ein.

Verteilen Sie so viele Aufgaben wie möglich an das Team. Warum so viele wie möglich? Ganz einfach: Weil es genug Aufgaben gibt, die eh nur von Ihnen selbst erledigt werden können und weil Sie wahrscheinlich immer dann einspringen müssen, wenn jemand ausfällt. Dafür muss genug Zeit und Kraft übrig sein! Wichtig: Kein Helfer, keine Helferin sollte Aufgaben übernehmen, bei denen er oder sie sich unsicher fühlt oder Angst hat, dass etwas schiefläuft ... egal, warum!

Die 5 wichtigsten Regeln für Angehörige

1. Sie sind Angehörige und keine Therapeuten oder Ärzte.
2. Für alle gilt: fordern ja, aber nicht überfordern.
3. Gehen Sie mit Respekt und Liebe miteinander um.
4. Vermitteln Sie Sinn und Lebensfreude.
5. Schmieden und gestalten Sie Zukunftspläne.

Sehr wichtig: Pausen

Wer sich ständig um andere kümmert, der braucht selbst einmal eine Auszeit. Vielleicht reicht dafür ein Abend in der Woche. Besser ist es meiner Erfahrung nach, einen ganzen Tag in der Woche frei zu haben, um eigenen Wünschen und Bedürfnissen nachgehen zu können. Bitte bedenken Sie, dass Sie selbst und alle, die zu Ihrem Unterstützungsteam gehören, darüber hinaus längere Pausen brauchen, eine Art »Urlaub« von der Pflege. Terminieren Sie diese ca. 2 bis 3 Monate nach dem Schlaganfall und planen Sie sie fest ein. Oft merkt man erst in dieser Pause, wie sehr man sie benötigt hat! Geplante Pausen haben nichts mit Egoismus zu tun, sondern sie sind wichtige Bausteine, um die enge Beziehung zum Betroffenen trotz Schlaganfall aufrechterhalten zu können.

Ratschläge von Angehörigen für Angehörige

Ich habe reichlich Erfahrung mit den Herausforderungen gesammelt, die Angehörige von Schlaganfall-Betroffenen bewältigen müssen. Aber die tiefsten Einblicke haben natürlich die Angehörigen selbst, zu denen auch Laura S. gehört. Sie ist die Ehefrau eines Schlaganfall-Betroffenen, mit dem ich zusammenarbeiten durfte. Ich habe sie als besonders engagiert kennengelernt und bat sie deshalb, die wichtigsten Punkte beim Umgang mit Schlaganfall-Patienten zusammenzufassen. Hier ihre Empfehlungen.

Empfehlungen von Laura S., der Ehefrau eines Schlaganfall-Betroffenen

Immer neue Ziele setzen

Bei uns waren das zum Beispiel ein gemeinsamer Urlaub mit Familie und Freunden, gemeinsames Kochen, gemeinsamer Besuch einer Hochzeit oder die Anschaffung eines Hundes.

Sich mit empathischen Menschen umgeben

Nach einem Schlaganfall braucht es nicht den Freund, der sagt: »Wenn ich wiederkomme, will ich dich laufen sehen!«, sondern den Freund, der sagt: »Ich könnte jede Woche einmal vorbeikommen und dir vorlesen.« Es geht darum, Hilfsbereitschaft zu erkennen, aber auch zur Kenntnis zu nehmen, dass manche Menschen mit Behinderungen einfach nicht umgehen können.

Nach vorne schauen und erkennen, was noch möglich ist

Gelegentlich schöne Erinnerungen auszutauschen geht in Ordnung, aber es hilft nicht weiter, wenn man ständig bedauert, was alles nicht mehr möglich sein wird.

Behinderungen als Möglichkeit für neue Perspektiven verstehen

Ich finde den Satz »Behindert sein heißt anders begabt sein« toll. Mein Mann war halbseitig gelähmt und erblindete im Laufe der Zeit nach dem Schlaganfall. Das war dramatisch, aber dadurch schärften sich auch seine anderen Sinne.

Ressourcen pflegen, schaffen und erhalten

Das gilt sowohl für die von einem Schlaganfall Betroffenen als auch für die Angehörigen. Rituale empfand ich dabei als besonders hilfreich, also beispielsweise bewusst Musik hören, beten und Gottesdienste besuchen, bei einem Spaziergang (trotz Rollstuhl) oder einer Autofahrt die Natur genießen, vorlesen … es gibt viele Möglichkeiten, und die Tatsache, dass alles langsamer geht, habe ich auch als geschenkte zusätzliche Zeit empfunden und genossen.

Krankenkasse – dein Freund und Helfer?

Neben ihren Tipps hat Laura S. auch oft mit mir darüber gesprochen, welch wichtige Rolle eine gute, an die Schlaganfall-Folgen angepasste Therapie bei der Rehabilitation spielt. Kliniken und Krankenkassen, die ja eigentlich die nötigen Kompetenzen für die richtigen Entscheidungen haben sollten, reagieren auf die individuelle Situation der Betroffenen oft nicht angemessen. Reha-Kliniken werden eher nach Vorlieben der Entscheider als nach den Bedürfnissen der Patienten ausgewählt. Physiotherapeutische Anwendungen im 20- oder 25-Minuten-Takt sind bei Schlaganfall-Patienten eigentlich IMMER viel zu kurz. Und die Termine werden meist trotzdem nicht an die Bedürfnisse und den Zustand der Patienten angepasst – weder in der klinischen noch in der ambulanten Betreuung.

Selbst bei schweren Beeinträchtigungen bewilligen Krankenkassen bei der ambulanten Therapie oft nur eine oder zwei Behandlungen pro Woche – und das, obwohl viele Studien eine umfassendere Therapie als besser und langfristig auch kostengünstiger nachweisen! Auch die daraufhin eingeführte Regelung, dass Therapie-Kosten im ersten Jahr nach dem Schlaganfall sich nicht auf das Budget des Hausarztes auswirken und somit keine Sanktionen nach sich ziehen können, hat daran wenig geändert. Ganz abgesehen davon, dass Therapeuten oft erst nach Monaten freie Termine anbieten können!

Und so kann ich nur raten: So früh wie möglich Termine vereinbaren, stets den Nutzen im Blick behalten, nichts nur deshalb akzeptieren, weil irgendwer es als »normal« einstuft, am Ball bleiben, hartnäckig nachfragen, jede Unterstützung holen und nie nachlassen, damit die Folgen des Schlaganfalls so gut es geht abgemildert und die Einschränkungen im Alltag minimiert werden können!

Das Wichtigste: Zusammenhalten!

Abschließen möchte ich mit einem Erfahrungsbericht, den ich von der Tochter einer meiner Patienten erhalten habe. Er bietet Einblick in Aufgaben und Sorgen von Angehörigen und beschreibt, welche Herausforderungen auf sie zukommen können. Es handelte sich um einen besonders schweren Schlaganfall. Ich hoffe, dass dieses Beispiel dazu inspiriert, die Folgen des Schlaganfalls mit Mut, Kraft und engem Zusammenhalt anzunehmen und das eigene Leben weiter positiv zu gestalten.

Fallbeispiel

Lebe glücklich, nicht perfekt!

» *Es war ein ganz normaler Montagmorgen, bis es so gegen ca. 9 Uhr an der Tür klingelte und mich die Nachricht erreichte, dass mein Vater bei der Arbeit umgekippt und auf dem Weg in die nahe gelegene Neurologische Klinik war.*

Ich war zwar alarmiert, bewahrte aber einigermaßen die Ruhe, genau, wie mein Papa es getan hätte. Er war immer unser Fels in der Brandung, in jeder Situation. Immer, immer, immer war er Herr der Lage und hatte die Dinge stets im Griff. Ich verständigte meine Mutter und meine Schwester, wir fuhren in die Notaufnahme. Mein Vater war noch bei Bewusstsein und erhielt dort gerade seine Lyse-Therapie. Ich werde niemals seinen Gesichtsausdruck vergessen, seine kämpfende, krampfende Körperhaltung. Ich spürte Panik, Angst, Verzweiflung, alles auf einmal. Ohnmächtig standen wir dabei und konnten rein gar nichts tun.

Die Stunden vergingen. Trotz schneller Erstversorgung und trotz Stroke Unit trat keine Besserung ein. Da der Hirndruck sich nicht stabilisierte, folgte ein Nottransport per Rettungshubschrauber in die neurologische Chirurgie der Uniklinik. Hier wurde die Schädeldecke geöffnet, um das Hirn zu entlasten. Die abgenommene Schädeldeckel wurde eingefroren. Für mich, für uns der reinste Albtraum! Dabei waren wir durch die vollkommen unvorhergesehene Entwicklung immer noch in einer gewissen Schockstarre. Die Ope-

ration verlief erfolgreich. Trotzdem glaube ich, dass mein Vater nur durch seine Stärke überlebt hat … und durch seinen Willen, weiter bei uns zu bleiben.

Es folgte ein künstliches Koma inklusive künstlicher Beatmung und Ernährung. Wir, die engste Familie, kamen jeden Tag zu Besuch. Wir haben erzählt, vorgelesen, den schlafenden und sich regenerierenden Körper gestreichelt und eingecremt, die Hand gehalten, Kraft gegeben. Waren einfach da, so, wie wir es auch heute noch sind und immer sein werden.

Die Ärzte und wir haben zusammen unseren geliebten Papa, Ehemann, Opa, Bruder, Freund (und so vieles mehr) zurück ins Leben geholt. Ein Kraftakt. Ein Sieg tiefer Liebe, ein Sieg von Glaube und Hoffnung.

Denn ein Wunder geschah. Als mein Vater nach einer wochenlangen Aufwachphase die Augen öffnete, erkannte er uns. Der Schädeldeckel kam wieder auf den Kopf, die Wunde verheilte, mit schützendem Helm ging es mit der stationären Reha weiter. Das erste Ziel: vom Bett in den Rollstuhl. Wieder sitzen lernen, wieder allein atmen, schlucken und essen.

Inzwischen war aus dem Januar Frühling und Sommer geworden. Mit immer gleichem Blick aus dem Krankenzimmer wechselten draußen die Jahreszeiten. Nach fünf Monaten Klinikaufenthalt kam dann die Entlassung. Ich freute mich, hatte aber auch Sorgen, ob wir die Betreuung zu Hause schaffen könnten.

Deshalb ging ich gemeinsam mit meiner Mama zu einer Selbsthilfe-Gruppe, wo ich Helmut Gruhn kennenlernte. Ich kann mich noch gut erinnern. In all dem Dunkel der vergangenen Wochen und Monate empfand und empfinde ich ihn nach wie vor als ein Licht der Hoffnung, Mut machend und unbezahlbar, gerade in solch einer Situation. Offiziell lernte ich ihn als Physiotherapeuten kennen. Für mich ist er aber auch ein Mentor, eine Art väterlicher Freund auf unserem Weg, der mir sehr viel bedeutet und Kraft gibt. Und Kraft braucht man, so viel steht fest!

Vor allem meine Mama pflegte und umsorgte meinen Vater in unserem Elternhaus liebevoll und mit Hingabe. Aber natürlich halfen ich und alle anderen mit, so gut es ging. Dass wir das innerhalb der Familie schafften, ist ein Geschenk. Nirgendwo anders könnte er besser versorgt werden. Das ist schön.

Dazu gehört aber auch die bittere Erfahrung, dass wir für jede Hilfe außerhalb der Familie kämpfen mussten. In Pflegeeinrichtungen und Reha-Kliniken, bei jeder Unterstützung für Pflegende zu Hause wird so gehandelt, als wäre jeder Schlaganfall gleich. So ist es aber nicht! Und gerade bei einem besonders schweren Schlaganfall wie bei meinem Vater verschwenden wir dann viel Kraft, um uns gegen Widerstände durchzusetzen, die immer das Standardprogramm fahren wollen. Wir stritten, telefonierten, beantragten und fochten bei jedem Schritt, von der simplen Therapie-Verordnung über gelegentlich notwendige Pflege außer Haus bis hin zur Spezial-Reha-Genehmigung. Überforderung und Zeitmangel herrschten überall, auch beim sogenannten Fachpersonal.

Unser Pech! Wir haben halt nicht nur einen leichten, sondern einen sehr schweren Schlag abbekommen! Das bedeutet: Mein Vater ist rechts halbseitig komplett gelähmt, inklusive Aphasie, also des Verlusts der Sprache. Es wäre wirklich hilfreich, wenn dies auch so von allen gesehen und berücksichtigt würde. Fakt ist aber, dass alles, was über die Standard-Verordnung/Unterstützung hinausgeht, zumeist innerhalb der Familie selbst geleistet wurde. Das heißt im Klartext: private Zahlung von Intensivtherapie und fast ausschließlich private gegenseitige Hilfe innerhalb der Familie. Dass wir das so leisten konnten, ist ein Glücksfall … und zugleich ein nie enden wollender Kraftakt!

Durch den Schlaganfall trennt sich die Spreu vom Weizen. Auch das ist eine bittere, aber lehrreiche Erfahrung. Schlaganfall ist ein großes, unbequemes Tabuthema. Die einen wollen sich davon nicht ihre gute Laune verderben lassen, andere sind schlicht komplett überfordert. Unser Umfeld veränderte sich. Es war für mich nicht immer leicht, damit umzugehen. Aber in meinen dunkelsten Stunden habe ich auch die empathischsten und »tiefsten« Menschen kennengelernt.

Die Hauptsache ist, dass wir an einem Strang ziehen. Als Familie leisten wir, was wir können, gemeinsam mit den von uns ausgesuchten Therapeuten, die ihrerseits ihren Teil dazu beitragen, uns zu unterstützen. Gemeinsam sind wir stark. Stärker als der Schlag.

So etwas wie Normalität ist für uns inzwischen etwas ganz Besonderes. Zumal auch die seelischen Wunden tief sind. Nach unzähligen geweinten Tränen, jeder für sich oder gemeinsam, ist es mit das Schönste, auch wieder gemeinsam lachen zu können. Als Familie, mit unseren Therapeuten, mit Freunden oder auch beim Treffen unseres Neuro-Stammtischs beim Italie-

ner. Zusammen unternehmen, was geht, und niemals aufgeben: Darauf kommt es an. Auf das Zusammenhalten.

Der Schlaganfall war für uns alle ein Schicksalsschlag, auf den wir gut und gerne hätten verzichten können. Dieser Weg ohne jegliche Garantien und mit ungewissem Ausgang war schwer und ist schwer. Ich erinnere mich noch lebhaft an den Abschied aus der Reha-Klinik, als man uns mitgab, dass auf diesem Weg »nicht wenige zerbrechen würden«. Na, vielen Dank auch!

Wir waren immer und sind nach wie vor eine starke Familie. Wenn auch vieles ungewiss ist bei einer Schlaganfall-Diagnose, eins habe ich immer gewusst: Dass wir daran NICHT zerbrechen würden, ganz gleich, was wir hierbei zu tragen hätten und was es körperlich und seelisch mit uns macht. Aufgeben war nie eine Option, zu keinem Zeitpunkt! Ich bin sehr stolz, das sagen zu können. Es ist alles andere als selbstverständlich!

Meine Familie und ich mussten viel lernen, von so manchen vielleicht zu hoch gesteckten Zielen mussten wir uns verabschieden. Erfolge liegen nicht selten im Kleinen. Aber jeder erzielte Erfolg, egal wie klein, ist kostbar und besonders. Darauf kommt es an.

Ich berichte nicht von meinem Schicksal, um zu jammern, zu hadern oder jemanden anzuklagen. Aber ich will und muss Kritik daran üben, wie ich und wir in der Schlaganfall-Versorgung und besonders in der Nachsorge oft alleingelassen wurden. Dabei sind Unterstützung und Verständnis so enorm wichtig. Jemand, der einen vielleicht mal an der Hand nimmt, Mut macht oder auch nur zuhört und versteht. Das ist schon viel wert.

Fakt ist: Ein Schlaganfall kann jeden treffen. Und Schlaganfälle kommen leider häufig vor. Wir alle müssen etwas tun, damit die Versorgung Betroffener nicht nur von privater Initiative und Opferbereitschaft abhängt. Verantwortliche in Krankenkassen, Arztpraxen, Reha-Kliniken, Pflegediensten und Verwaltungen müssen lernen, besser, schneller, offener, einfühlsamer und hilfsbereiter zu sein. Es kann nicht sein, dass Grundaufgaben der Gesellschaft und des Gesundheitswesens durch privates Engagement ersetzt werden, weil es so leicht ist, die Not der Menschen auf der anderen Seite des Tisches oder des Telefons zu ignorieren und sie mit Standardlösungen abzuwimmeln. Wegschauen gilt nicht!

Mir ist es wichtig, Herrn Gruhn zu danken. Er war und ist für uns so viel mehr als ein Therapeut: Er ist ein ganz besonderer Ratgeber und ein ein-

fühlsamer Wegbegleiter, der uns mit seiner warmen Menschlichkeit und seinem würdevollen Umgang in all seinem Tun Kraft und Mut geschenkt hat.

Wir sind aus dem Scherbenhaufen heraus zurück auf unseren Weg gekommen. Mein Rat an alle, die selbst der Schlag getroffen hat: Haltet mit Kraft und aller Liebe den Blick nach vorn und haltet zusammen. Niemals den Mut zu verlieren, darauf kommt es an! Mein Motto: »Lebe glücklich, nicht perfekt.« Denn das kann ich von ganzem Herzen dankend sagen: Dass wir nach wie vor eine glückliche Familie sind!

Therapeutische Werkzeuge

Für Schlaganfall-Betroffene gibt es eine ganze Reihe therapeutischer Angebote. In diesem Kapitel erhalten Sie eine Übersicht.

Für die verschiedenen Ziele in der Therapie braucht es entsprechend spezialisierte Methoden und Therapeuten. Ich möchte Ihnen hier einen Überblick über die Therapie-Formen geben, die bei Schlaganfall besonders hilfreich sind. Manche davon werden für Sie unwichtig sein, andere können jedoch eine entscheidende Rolle dabei spielen, verlorene Fähigkeiten und Freiheiten zurückzuerlangen.

Ich beginne mit den drei wichtigsten Formen der Therapie, nämlich Logopädie, Ergotherapie und Physiotherapie. Zumindest eines dieser therapeutischen Werkzeuge braucht fast jeder, der unter Nachwirkungen eines Schlaganfalls leidet, oft auch zwei davon oder alle drei zusammen. Danach beschreibe ich eine kleine Auswahl weiterer therapeutischer Ansätze, die unter Umständen sehr hilfreich sein können. Schließlich gehe ich darauf ein, wie mit negativen Folgen auf die Psyche umgegangen werden sollte.

Therapie ist SMART

Bei der Rehabilitation orientiert sich alles an dem SMART-Grundsatz.

SMART steht für:
- spezifisch
- messbar
- ausführbar
- realistisch
- terminierbar

Spezifisch bedeutet zum Beispiel: »die Hose wieder selbst im Stehen anziehen«, nicht aber allgemeine Zielsetzungen wie »eigenständiger werden«. Messbar und ausführbar heißt, dass Ziele erreicht werden können und kontrollierbar ist, wann ein Patient das Ziel erreicht hat. Ein realistisches Ziel liegt vor, wenn sowohl Patient als auch Therapeut der Meinung sind, dass das Ziel nicht nur theoretisch, sondern auch praktisch erreicht werden kann. Terminierbar bedeutet: Therapeut und Patient stellen einen Therapie-Plan auf und können genügend Termine festlegen, um das Ziel tatsächlich zu erreichen, z. B. vier einstündige Termine innerhalb der nächsten ein bis zwei Wochen.

Therapie ist Teamarbeit

Das hört sich banal an, wird aber in dem Moment anspruchsvoll, wenn verschiedene Therapeuten gemeinsam an dem Ziel arbeiten müssen. Wenn das Ziel ist, die Hose wieder selbst im Stehen anzuziehen, dann kann es sinnvoll sein, dass ein Physiotherapeut am Gleichgewicht arbeitet, um das »Stehen auf einem Bein« zu ermöglichen. Der Ergotherapeut kann parallel dazu das Einsteigen in die Hose unterstützen, indem er den »Einbezug von beiden Armen« trainiert.

Ziele der Therapie

In der Therapie üben Patienten Handlungen, die sie hier und heute im Alltag brauchen. Dabei wird oft nicht eine komplette Normalisierung angestrebt, sondern vielmehr, dass sie sich bestmöglich zurechtfinden und mitmachen können. Tätigkeiten komplett selbstständig zu bewältigen ist oft erst der zweite oder dritte Schritt.

Bei der Therapie ist ein Patient nie passiv, sondern immer der »Co-Therapeut«. Denn es geht ja darum, dass persönliche Fähigkeiten und Möglichkeiten erweitert werden.

Logopädie, Ergotherapie und Physiotherapie

Die folgenden drei Arten von Therapie sind für Schlaganfall-Betroffene besonders wichtig. Als Physiotherapeut sei mir verziehen, dass ich besonders ausführlich auf Physiotherapie und insbesondere die Bobath-Methode eingehe. Dies sind meine Spezialgebiete und ich habe sie in der Praxis auch als besonders wirksam erlebt.

Logopädie

Die Logopädie beschäftigt sich mit der Stimm- und Sprachheilkunde. Sie hat sich auf die Behandlung von Sprech-, Sprach- und Stimmstörungen spezialisiert. Auch Probleme beim Schlucken gehören zu den Aufgaben der Logopädie. Der Begriff wurde in den 1920er-Jahren von Emil Fröschels, einem Wiener Facharzt für Sprach- und Stimmheilkunde, eingeführt.

Ergotherapie

Ergotherapie unterstützt und begleitet Menschen jeden Alters, die in ihrer Handlungsfähigkeit eingeschränkt oder von Einschränkung bedroht sind. Ziel der Ergotherapie ist es, alle Tätigkeiten zu ermöglichen, die für Selbstversorgung, Produktivität und Freizeit notwendig sind. Es geht also um konkrete Verbesserungen, die sich auf die persönliche Umwelt von Betroffenen auswirken.

Physiotherapie

Physiotherapie wurde früher auch Krankengymnastik genannt. Es handelt sich dabei um spezifisches Training und äußerliche Anwendungen, welche die Bewegungs- und Funktionsfähigkeit des menschlichen Körpers wiederherstellen, verbessern oder erhalten. Für Schlaganfall-Patienten empfehlen sich Physiotherapeuten, die auf neurologische Krankengymnastik spezialisiert sind.

Neurologische Krankengymnastik

Physiotherapeuten dürfen neurologische Krankengymnastik durchführen und abrechnen, wenn sie eine mindestens 120 Stunden umfassende Weiterbildung erfolgreich abgeschlossen haben. Es gibt drei offiziell anerkannte Varianten neurologischer Krankengymnastik: Bobath, PNF und Vojta.

Wenn ein Arzt neurologische Krankengymnastik nach Bobath, PNF oder Vojta verschreibt, steigt die Behandlungsdauer pro Einheit von den üblichen 20 Minuten auf 25 bis 35 Minuten. Außerdem ist neurologische Krankengymnastik gezielt auf die Probleme ausgerichtet, die ein Schlaganfall verursacht. Sie wirkt normalerweise schneller und effektiver. Achten Sie deshalb darauf, dass diese Formulierung auf dem Rezept erscheint!

Die Auswahl des richtigen Physiotherapeuten

Bei der Auswahl von Therapeuten gibt es vier Qualitätskriterien, auf die Schlaganfall-Betroffene achten sollten. Das erste und wichtigste Kriterium ist die Zusatzqualifikation in neurologischer Krankengymnastik selbst. Einen entsprechend qualifizierten Therapeuten in der näheren Umgebung zu finden, kann durchaus zu einer Herausforderung werden.

Zweiter wichtiger Faktor: Hat der Therapeut zeitnah Termine frei? Gerade in der Phase, in der Sie Ihr Potenzial entfalten wollen und zwei bis vier Doppelbehandlungen pro Woche anstreben, kann dies ein entscheidendes Ausschlusskriterium werden.

Dritter Punkt: Erfahrung! Physiotherapie für Schlaganfall-Patienten stellt hohe Anforderungen an Therapeuten. Wichtiger als die allgemeine Erfahrung als Physiotherapeut ist hier die spezielle Erfahrung bei der Behandlung von Schlaganfällen. Ein junger Therapeut, der seit 2 Jahren jeden Tag Betroffene behandelt, ist höchstwahrscheinlich eine bessere Wahl als ein Therapeut mit 20 Jahren Erfahrung, der aber nur drei oder vier Schlaganfall-Betroffene pro Jahr behandelt.

Vierter Punkt: Kooperationsbereitschaft! Ziehen Sie Therapeuten vor, die bereit sind, mit Ergotherapeuten und Logopäden zusammenzuarbeiten. Gute Therapeuten wissen, dass Teamgeist entscheidend für beste Erfolge ist. Wer Kooperation skeptisch betrachtet oder kategorisch ausschließt, hat entweder wenig Ahnung oder kein gesteigertes Interesse an einer möglichst optimalen Therapie.

Neurologische Krankengymnastik nach Bobath

Bobath ist bis heute das europaweit am häufigsten angewandte und erfolgreichste Therapie-Konzept in der Neuro-Rehabilitation. Im Zentrum steht dabei die Neu-Organisationsfähigkeit (Plastizität) des Gehirns. Das bedeutet: Nicht betroffene Hirnareale sollen nach dem Schlaganfall die Aufgaben geschädigter Regionen des Gehirns übernehmen. Voraussetzung für dieses Neu-Lernen ist eine konsequente Förderung durch Stimulation des Patienten vonseiten aller Therapeuten sowie der betreuenden Personen und der Angehörigen.

Eine starre, festgelegte Übungsfolge gibt es im Bobath-Konzept nicht. Therapie und Alltag, Therapeut und Patient, Psyche und soziales Umfeld, professionelle Therapie, Erkenntnisse anderer Fachbereiche und Ideen von Betroffenen und Angehörigen: Alles, was der Rehabilitation dienen kann, wird mit einbezogen.

Erfunden wurde diese Form neurologischer Krankengymnastik durch das Ehepaar Bobath. Berta Bobath stellte in den 1940er-Jahren fest, dass das Gehirn durch den Körper beeinflusst werden kann. Anders ausgedrückt: Die Entwicklung des Gehirns lässt sich durch Sinnesreize stimulieren. Auch soziale Aspekte spielen eine wichtige Rolle. Dementsprechend bauen Bobath-Therapeuten eine enge Verbindung zu Patienten auf und arbeiten mit Kontakt und Nähe, wahren dabei aber immer einen respektvollen Abstand.

Bobath: interdisziplinär, individuell, alltagsorientiert

Bobath ist ein interdisziplinäres Konzept – was heute von der Wissenschaft in allen Disziplinen gefordert wird, zur damaligen Zeit aber durchaus einen revolutionären Ansatz darstellte. Es orientiert sich an Bedürfnissen im Alltag, motiviert Patienten, selbst aktiv zu sein, und legt besonderen Wert auf individuelle Anpassung der Therapie, sowohl was die Ziele der Therapie als auch was die konkreten Methoden zum Erreichen dieser Ziele angeht. Ein weiterer wichtiger Faktor bei Bobath ist die Zusammenarbeit. Im Idealfall findet Therapie nicht in einzelnen Sitzungen, sondern letztlich 24 Stunden am Tag statt. Alle Menschen im Umfeld des Betroffenen sollen an der Rehabilitation beteiligt werden. So erhalten Patienten neben der Behandlung vor Ort auch einfache, sinnvolle Bewegungskombinationen als »Hausaufgabe«.

Grundlage der Methode ist der wertschätzende Dialog zwischen Therapeut, Patient und allen anderen Beteiligten. Lern- und Trainingsstrategien werden gemeinsam mit dem Patienten entwickelt. Ziel aller Bemühungen ist die gezielte Stimulierung des Gehirns. Das wird unter anderem durch Berührungen und Hilfen beim Ausführen von Bewegungen erreicht. Dabei wird auch die aktuelle Leistungsgrenze ermittelt und immer wieder neu eingestellt, um Hilfe langsam zu reduzieren, bis alles wieder ohne Hilfe funktioniert.

Neurologische Krankengymnastik nach PNF

Die Abkürzung PNF steht für Propriozeptive Neuromuskuläre Fazilitation. Behandlung nach PNF soll das Zusammenspiel von Nerven und Muskeln durch die Stimulation von verschiedenen Rezeptoren erleichtern und fördern. Hierfür wurden Bewegungsmuster entwickelt und genutzt, die Bewegungsabläufen im Alltag und im Sport entsprechen. Bei PNF handelt es sich nicht nur um eine Therapie-Methode, sondern auch um eine Technik, die in anderen Formen neurologischer Krankengymnastik genutzt werden kann. Ein gängiges Beispiel für den Einsatz von PNF: Wenn man an einem Tisch sitzt und die Hand auf den Tisch presst, spannt sich die Bauchmuskulatur an. Solche Zusammenhänge werden bei PNF genutzt, um mangelnde Fähigkeiten durch noch vorhandene Fähigkeiten zu stimulieren und Bewegungsstörungen auf diese Weise gezielt zu lindern oder zu beseitigen.

Neurologische Krankengymnastik – Vojta

Die Vojta-Methode ist nach dem tschechischen Kinderneurologen Václav Vojta benannt, der 1950 entdeckte, dass sich im Gehirn verankerte Bewegungsabläufe durch Reize von außen beeinflussen lassen. In den 1960er-Jahren entwickelte er eine Therapie, die angeborene Bewegungsmuster zum Greifen, Hantieren, Umdrehen, Aufstehen, Gehen und Laufen durch die sogenannte Reflexlokomotion gezielt auslöst und auf diese Weise neu zugänglich macht, nachdem sie durch von einem Schlaganfall verursachte Schädigungen des Gehirns verloren gegangen sind. Die Methode steigert die Beweglichkeit, korrigiert Fehlhaltungen, erleichtert und stärkt grundlegende Fähigkeiten und verbessert Atmung und Durchblutung.

Weitere Therapie-Ansätze

Physiotherapie, Ergotherapie und Logopädie sind die wichtigsten Therapie-Formen nach einem Schlaganfall. Darüber hinaus gibt es einige Ansätze, die je nach Beschwerdebild ebenfalls sehr hilfreich sein können.

Affolter-Modell

Das Affolter-Modell® wird auch »Gespürte Interaktionstherapie« genannt. Es wurde von der Schweizer Psychologin, Audiologin und Logopädin Dr. Félicie Affolter entwickelt. Sie hat 40 Jahre Erfahrung mit Menschen gesammelt, die unter Wahrnehmungsproblemen leiden. Beim Affolter-Modell handelt es sich um eine Kombination aus Entwicklungsmodell und Therapie-Methode. Sie wurde für Menschen mit erschwertem Spracherwerb und tiefgreifenden Entwicklungsstörungen wie Autismus, Hirnschädigungen und degenerativen Erkrankungen des Nervensystems entwickelt. Deshalb kann die Methode für Schlaganfall-Betroffene von Interesse sein.

Feldenkrais-Methode

Der Physiker Dr. Moshé Feldenkrais bezeichnete die von ihm entwickelte und nach ihm benannte Methode als Lern-Methode. Damit ist aber ein umfassendes Lernen gemeint, mit dem neue Wege gefunden werden, um Ziele zu erreichen. Die Methode kann helfen, Beweglichkeit, Leistungsfähigkeit und Kreativität zu steigern, Haltung und Koordination zu verbessern oder Veränderungen im Leben herbeizurufen.

Das Taub'sche Training

Das von Edward Taub entwickelte Training hat das Ziel, nach einem Schlaganfall gezielt geschädigte Körperteile einzusetzen, statt lediglich weniger betroffene Gliedmaßen zu nutzen. Denn Schlaganfall-Patienten vernachlässigen gerne gelähmte Extremitäten, weil das Gehirn dazu neigt, immer den einfachen Weg zu nutzen. Dieser »gelernten Nichtverwendung« gelähmter Extremitäten versucht das Taub'sche Training entgegenzuwirken und so die Erholung zu maximieren, die aufgrund der neuronalen Plastizität im Gehirn möglich wäre. Wissenschaftliche Untersuchungen bestätigen die Wirksamkeit der Methode.

Logotherapie

Logotherapie ist eng mit dem Begriff Existenzanalyse verbunden und bezeichnet eine anthropologische Theorie und psychologische Behandlungsform, die den selbst festzulegenden Sinn des Lebens in den Mittelpunkt stellt. Sie geht auf den österreichischen Neurologen und Psychiater Viktor E. Frankl zurück. Logotherapie betrachtet das existenzielle Streben nach dem Sinn des Lebens als primäre Motivationskraft. Mehr über diesen Ansatz erfahren Sie im folgenden Kapitel über den Umgang mit Verzweiflung, Resignation und Depressionen.

Umgang mit Verzweiflung und Depressionen

Eines vorab: Depression ist eine ernstzunehmende Krankheit! Sprechen Sie mit Ihrem Hausarzt und holen Sie sich so schnell wie möglich professionelle Hilfe, wenn Sie merken, dass Sie schlechte Stimmung und Ängste nicht in den Griff bekommen oder dass diese über einen längeren Zeitraum anhalten. Das gilt übrigens nicht nur für die Betroffenen selbst, sondern auch für deren Angehörige, die ja zu einem großen Teil die drastischen Auswirkungen des Schlaganfalls auffangen müssen!

Leider ist es normal, dass ein Schlaganfall und die damit zusammenhängenden Einschränkungen der eigenen Möglichkeiten Probleme und Sorgen mit sich bringen. Diese können ohne Frage selbst ein fröhliches Gemüt niederdrücken. Nehmen Sie das Beispiel des Schauspielers und Komikers Heinz Erhardt. Er lebte für sein Publikum. Freunden sagte er: »Wenn ich nicht mehr gehen kann, müsst ihr mich auf die Bühne tragen!« Sein Motto: »Solange ich noch sprechen kann, werde ich mein Publikum zum Lachen bringen.«
Im Jahr 1971 erlitt Heinz Erhardt einen Schlaganfall, der ihn halbseitig lähmte … und ihm die Sprache raubte. Bis zu seinem Tod 1979 brachte er nie wieder ein Wort über die Lippen.

Das Schicksal kann grausam sein: Ein Mensch, der sein Leben dem Sprechen gewidmet hatte, musste es schweigend beenden. Was für eine Tragödie für ihn und seine Angehörigen! Es sprengt meine Vorstellung, wie er und sein Umfeld unter dieser Situation gelitten haben müssen. Dieses Beispiel soll Ihnen deutlich machen: Egal, wie schlimm es um Sie steht, es geht immer noch schlimmer! Die entscheidende Frage lautet, wie Sie mit Ihrer Situation umgehen.

Die Sinnlehre von Viktor E. Frankl

Wenn Schlaganfall-Betroffene ihr Leben in Frage stellen, habe ich die Sinnlehre von Viktor E. Frankl immer wieder als hilfreich erfahren. Frankls lebensbejahende Einstellung prägte meine Arbeit und bildet eine wichtige Grundlage für dieses Buch. In einer akuten Krise kann sie hilfreich sein, um neue Hoffnung, Kraft und Mut zu tanken.

Der Neurologe, Psychiater und Holocaust-Überlebende Viktor E. Frankl (1905–1997) ist Begründer der dritten Schule der Wiener Psychotherapie. Seine auf Basis der Existenzanalyse entwickelte Logotherapie (nicht zu verwechseln mit Logopädie!) findet heute weltweit Anwendung und Anerkennung. Während Sigmund Freud den Willen zur Lust und Alfred Adler den Willen zur Macht als Motivation für menschliches Handeln in den Vordergrund stellten, sah Frankl den Willen zum Sinn als Zentrum menschlicher Motivation.

Die Hoffnung nicht verlieren

Zeit seines Lebens beschäftigte Frankl sich mit Depressionen, Suizid und der Frage nach dem Sinn menschlicher Existenz. Von 1933 bis 1937 leitete er die Abteilung für suizidgefährdete Frauen im Psychiatrischen Krankenhaus in Wien. Dort wurden jedes Jahr ca. 3000 Frauen behandelt. Nach dem »Anschluss« Österreichs an Hitler-Deutschland konnte er als Jude nur noch eingeschränkt arbeiten und wurde später deportiert. Er überlebte den Aufenthalt in mehreren Konzentrationslagern, während seine Frau, seine Eltern und sein Bruder umgebracht wurden.

In dem Buch »… trotzdem Ja zum Leben sagen« beschreibt er seine Erlebnisse und formuliert die zentrale Erkenntnis, dass es auch unter unmenschlichsten Bedingungen und widrigsten Umständen möglich ist, einen Sinn im Leben zu sehen. Er appellierte, sich auf das Neue einzulassen und es mit Kreativität und Verantwortung zu gestalten … ganz besonders in Krisenzeiten.

Antworten auf Fragen des Lebens suchen

Laut Frankl darf das aber nicht so verstanden werden, dass wir Ansprüche an das Leben stellen sollen. Vielmehr ist es umgekehrt: Das Leben stellt uns Fragen. Beim Sinn des Lebens geht es darum, auf diese Fragen gute Antworten zu finden. Frankl verlangt also keine kluge philosophische Antwort auf die abstrakte Frage nach dem Sinn des Lebens. Es geht um das Gestalten oder auch Ertragen einer konkreten, realen Situation, die wir selbst nur begrenzt kontrollieren können. Den Sinn des Lebens sieht Frankl darin, sich eigenständig Ziele zu setzen und sich zu bemühen, diese zu erreichen.

Warum Ziele so wichtig sind

So war Frankl beispielsweise ein begeisterter Bergsteiger. Auf die Frage, was ihn zum Klettern gebracht habe, antwortete Frankl: »Offen gesagt: die Angst davor.« Diese Angst vor der Höhe, dem Abgrund, dem falschen Griff machte für ihn die Würze des Lebens aus: »Muss man sich denn auch alles von sich gefallen lassen? Kann man nicht stärker sein als die Angst? Und so habe ich mich beim Klettern gefragt: Wer ist stärker, ich oder der Schweinehund in mir? Ich kann ihm ja auch trotzen. Es gibt doch etwas im Menschen ... die Trotzmacht des Geistes gegenüber Ängsten und Schwächen der Seele.«

Nutzen Sie diese Trotzmacht auch beim Schlaganfall! Einerseits ist es sinnlos, auf einen Berg zu steigen und sich der Gefahr auszusetzen, um die Spitze zu erreichen. Andererseits sieht Viktor E. Frankl genau das als Sinn des Lebens: sich Ziele setzen und sie erreichen! Welche Ziele das sind, ist zweitrangig. Man kann alles so lange durchdenken, bis es am Ende sinnlos erscheint. Frankls Sichtweise ergibt buchstäblich mehr Sinn und beschreibt das Leben, wie es ist: Setzen Sie sich mithilfe Ihres Geistes gegen Angst und Widerstände durch und verfolgen Sie immer neue Ziele, die Sie selbst ausgewählt haben – und Sie haben den Sinn Ihres Lebens gefunden!

Spielraum der Freiheit

Frankl spricht in diesem Zusammenhang vom »Spielraum der Freiheit«.

So können Sie ihn nutzen:

- **Schritt 1:** Lassen Sie die Hypothese »Mir steht alles zu!« fallen. In Wirklichkeit gibt es keinen Anspruch auf irgendetwas!
- **Schritt 2:** Analysieren Sie den Selektionsprozess Ihrer geistigen Wahrnehmung. Was nehmen Sie schwerpunktmäßig wahr: den verlorenen Freiraum oder den noch vorhandenen Spielraum?
- **Schritt 3:** Konzentrieren Sie sich auf Ihren individuellen »Spielraum der Freiheit« und beginnen Sie damit, ihn auszuloten und zu nutzen.

Innere Bilder nutzen

Für ein sinnorientiertes Leben nach dem Schlaganfall müssen Sie sich nicht nur einmalig entscheiden. Sie müssen diese Entscheidung Tag für Tag angesichts von vielen Einschränkungen, Widerständen und Schwierigkeiten bekräftigen und durchhalten. Dazu müssen Sie in Ihrem Leben die Führung übernehmen. Innere Bilder können Ihnen dabei helfen, unterschiedliche Aspekte von Führung kennenzulernen. Hier einige Beispiele:

Das Aquaplaning

Wenn Sie ins Schleudern geraten, sollten Sie nicht in die Richtung schauen, in die Sie gerade schleudern. Schauen Sie stattdessen stets in die Richtung, in die Sie fahren wollen, während Sie sich bemühen, das Fahrzeug wieder unter Kontrolle und auf Kurs zu bringen. So behalten Sie die Orientierung.

Das Fahrradfahren

Es gibt ein lustiges YouTube-Video, in dem Menschen versuchen, auf einem Fahrrad, dessen Lenker blockiert ist, geradeaus zu fahren. Keiner kommt weiter als ein paar Meter! Wer einen Sturz verhindern und sein Ziel erreichen will, der muss ständig nach- und gegensteuern, um kleine und größere Unebenheiten und Schwankungen auszugleichen.

Der Sumpf

Ihr Weg führt durch eine sumpfige Stelle, die das Vorwärtskommen schwierig macht. Was tun Sie: Kehren Sie um? Bleiben Sie stehen? Oder setzen Sie Ihren Weg fort, auch wenn es anstrengend und beschwerlich wird?

Holen Sie sich Hilfe

Ich hoffe, diese Denkanstöße helfen Ihnen, den Schlaganfall und seine Auswirkungen auf die Psyche in den Griff zu bekommen, Ihr Leben aktiv zu gestalten und dabei eine positive, optimistische Haltung zu bewahren. Es ist keine leichte Aufgabe und in vielen Fällen ist sie allein kaum zu bewältigen! Holen Sie sich deshalb jede Unterstützung, die Sie brauchen, und nehmen Sie Hilfe an, statt auf Ihrer Eigenständigkeit zu beharren. Das gilt ganz besonders dann, wenn negative Gedanken und Gefühle überhandnehmen und sich nicht mehr abschütteln lassen.

Über mich

Vom Steinmetz zum Bobath-Instruktor

Ich startete meine berufliche Karriere mit der Ausbildung zum Steinmetz, die ich mit 16 Jahren abschloss. Mit 18 hatte ich »Glück«: Beim Fußball demolierte ich mir das Knie und machte deshalb eine Umschulung zum Krankenpfleger. Immerhin konnte ich weiter mit den Händen arbeiten.

Es folgten drei Jahre als Krankenpfleger in einem Diakonie-Krankenhaus. Parallel dazu machte ich an der Abendschule meinen Realschulabschluss, um Krankengymnastik studieren zu können. Danach dauerte es weitere zehn Jahre, bis ich mich zum »Bobath-Instruktor« zertifizieren konnte. Zu meinen Lehrern gehörten Berta und Karel Bobath, nach denen das Bobath-Konzept benannt wurde, und Pat M. Davies, die sich in vielen einflussreichen Büchern mit dem Bobath-Konzept beschäftigte und mich durch ihre Weiterbildungen entscheidend prägte.

Vom Schüler zum Lehrer

Inzwischen habe ich selbst mehr als 100 dreiwöchige Bobath-Kurse mit Zertifikatsabschluss geleitet und über 1000 Physio- und Ergotherapeuten zu Neurofachtherapeuten ausgebildet. Seit 25 Jahren behandle ich fast ausschließlich Schlaganfall-Patienten. Im Jahr 2004 gründete ich das Perzeptionshaus in Hainburg und war als Supervisor in verschiedenen neurologischen Kliniken tätig, zum Beispiel in der Stroke Unit im Stadtkrankenhaus Hanau, in der Uniklinik Frankfurt am Main und der Asklepios Klinik in Bad König. Außerdem entwickelte ich das ambulante Therapie-Konzept »Back to Life«, das Schlaganfall-Patienten durch intensive Therapie einen kräftigen Schubs zurück ins Leben verschafft.

Mein therapeutischer Ansatz

Ich gehöre einer älteren Generation von Therapeuten an, die fast alles mit den Händen macht: spüren, fühlen, suchen … ich hatte sogar einen blinden Ausbilder! Heute wird die Ausbildung von Wissenschaft geprägt, von Studien, Computern und einer unendlichen Anzahl toller technischer Hilfsmittel mit Namen wie Lokomat, Motomed, Pablo, Tymo, Myro, Nustep, Handtutor, LiteGait, FreshMinder, Amadeo und RehaCom. Doch sie alle können aus meiner Sicht nur eine Ergänzung zur Behandlung von Menschen durch Menschen sein, zur echten Berührung – sowohl im wörtlichen als auch im übertragenen Sinne.

Fachliche und menschliche Kompetenz

Aus meiner Sicht ist das Verhältnis zwischen Therapeut und Patient von Geben und Nehmen geprägt, es ist ein respektvolles, harmonisches Miteinander, ein Tanz! Ein guter Therapeut sieht den ganzen Menschen: Körper, Geist, Seele, das ganze Umfeld … und nicht nur einzelne Gelenke, Knochen und Muskeln. Kompetenz und Erfahrung spielen eine wichtige Rolle. Aber auch spielerische Leichtigkeit und gemeinsames Lachen sind wichtig. Humor fördert den Heilungsprozess!

Mit ganzem Herzen dabei

Oft höre ich in Seminaren: »Komisch, bei Ihnen macht der das, bei mir nicht, obwohl ich die gleiche Technik anwende!« Wie ich das mache? Das ist einfach und zugleich sehr schwierig: Ich versuche, jedem Patienten von Anfang an das Gefühl zu geben, dass er der wichtigste Mensch für mich ist. Der entscheidende Punkt ist der, dass ich es dann auch so empfinde … und das spüren wiederum die Patienten.

Diese Herangehensweise führt dazu, dass ich auch Abende, Feiertage und Wochenenden mit Patienten verbringe – für die meisten meiner Kollegen kaum vorstellbar! Bei »Dienst nach Vorschrift« ginge jedoch einiges verloren, das ich nicht mehr missen möchte. Am besten beschreibe ich nicht selbst, wie ich arbeite, sondern überlasse das der Angehörigen eines Betroffenen.

Fallbeispiel

Ludwig B.s Ehefrau Anna erzählt

» *Unser Leben änderte sich komplett an Weihnachten 2015. Mein Mann hatte einen schweren Schlaganfall. Er konnte nicht mehr laufen, sprechen und essen. Früher war er lustig, spontan, immer hilfsbereit. Nach dem Schlaganfall hatte er alle Lebenslust verloren. Nach drei Monaten klinischer Reha kam er nach Hause und erhielt einmal die Woche Physio- und Ergotherapie sowie Logopädie. Es reichte nicht.*

In den Medien hörte ich vom Perzeptionshaus in Hainburg und nahm Kontakt zu Helmut Gruhn auf, der sich mit seinem »Back to Life«-Konzept auf Schlaganfall-Patienten spezialisiert hat. Das war das Beste, was uns passieren konnte. Herr Gruhn mit seiner kompetenten Art und seiner freundlichen, positiven Ausstrahlung gewann sofort das Vertrauen meines Mannes. Nach mehrmaliger intensiver Therapie konnte er wieder ohne Hilfe stehen und ein paar Schritte allein gehen. Die alten Lebensgeister kehrten zurück!

Ich merkte, dass mein Mann sich unglaublich viel Mühe gab, Herrn Gruhn alles recht zu machen. Nach vielen Monaten im Rollstuhl fing er langsam an, sich mit einem Rollator zu bewegen. Auch Herr Gruhn machte der Fortschritt viel Freude. Ständig ließ er sich etwas Neues einfallen, um meinen Mann zu motivieren. Sobald mein Mann wieder leichte Speisen zu sich nehmen konnte, buchte Herr Gruhn einen Tisch in seiner Stammkneipe, wo wir bei gutem Essen einen wunderbaren Abend zusammen verbrachten. Einmal im Jahr arrangierte Herr Gruhn ein Treffen aller Therapeuten (Physio- und Ergotherapie sowie Logopädie), die sich um meinen Mann kümmerten. Wir trafen uns in seiner Praxis, um die optimalen Therapien durchzugehen, anschließend fuhren wir alle zusammen zum Essen in ein Restaurant und hatten viel Spaß.

Obwohl es gar nicht zu seinen Aufgaben gehörte, war Herr Gruhn sehr daran interessiert, dass mein Mann wieder essen und schlucken konnte. Wenn er auswärts unterwegs oder im Urlaub war, brachte er jedes Mal eine Spezialität zum Essen mit, Wurst, Käse, irgendwas. Natürlich wollte mein Mann das dann probieren.

Herr Gruhn ist auch Fan des Fußballvereins Kickers Offenbach, während mein Mann seit Jahrzehnten Mitglied bei Wehen Wiesbaden war. Als die beiden Clubs gegeneinander spielten, gingen wir auf Initiative von Herrn Gruhn gemeinsam zum Spiel. Ich vergesse nie die Freude und die Spannung, mit der mein Mann diesem Ereignis entgegensah. Als Herr Gruhn ihn dann noch im Rollstuhl zum Trainer von Wehen Wiesbaden mitnahm und er sich mit diesem unterhalten konnte, obwohl ihm das Sprechen damals noch sehr schwerfiel, war es fast so, als wäre er wieder gesund.

Herr Gruhn hält in seiner Praxis Seminare für Fort- und Weiterbildung von Therapeuten ab. Einige Male lud er meinen Mann als Probanden ein. Auch seinen Schülern fiel innerhalb von wenigen Tagen auf, wie es Herrn Gruhn gelang, Patienten mit eingeschränkten Bewegungsmöglichkeiten weiterzubringen. Einmal legte er zum Beispiel eine CD auf und die Therapeutinnen tanzten mit meinem Mann langsam durch den Raum. Das war unvergesslich!

Bei einer Gelegenheit arrangierte Herr Gruhn ein Treffen mit Frank Lehmann, einem Wirtschaftsjournalisten und Buchautor, den mein Mann sehr schätzte. Ich fotografierte die drei, Herr Lehmann schenkte meinem Mann anschließend eine von ihm besprochene hessische Mundart-CD.

Bei einer anderen Gelegenheit lernten wir in der Praxis von Herrn Gruhn einen Patienten kennen, der aufgrund eines Schlaganfalls im Rollstuhl saß. Seine Tochter und ihr Mann besaßen ein italienisches Restaurant. Herr Gruhn arrangierte dort ein Treffen mit uns und noch drei weiteren seiner Patienten. Es war ein unvergesslicher Abend und alle Betroffenen vergaßen für ein paar Stunden ihr Leid.

Ich empfand uns immer als Sonderfall, der aus irgendeinem Grund besonders viel Aufmerksamkeit von Herrn Gruhn geschenkt bekam. Bei diesem Treffen bemerkte ich, dass er mit all seinen Patienten so umging. Dass er sie nicht nur behandelte, sondern sich echt und ehrlich für sie interessierte, sich um sie kümmerte, aktiv Anteil an ihrem Leben nahm und ihnen so neuen Lebensmut schenkte.

Ohne Herrn Gruhn hätte mein Mann nicht die Lebensqualität erreicht, die ihm ein fast normales Leben ermöglichte. Weder ich allein noch die anderen Therapeuten, die einmal in der Woche zu uns kamen und sich wirklich viel Mühe gaben, hätten dieses Ziel erreicht.

Leider ist mein Mann 2021 verstorben. Aber ich werde nie vergessen, wie Herr Gruhn ihm geholfen hat, die ihm verbliebene Zeit zu leben und zu genießen. Ich weiß genau: Ohne seine Hilfe wäre mein Mann bis zu seinem Ende ein Pflegefall geblieben, traurig und unglücklich. Herr Gruhn ist ein Mutmacher, ein therapeutischer Freund, der uns die Kraft gab, trotz Schlaganfall weiterzumachen. Das werde ich nie vergessen. Ich bin Herrn Gruhn unendlich dankbar.

Back to Life

Dieses ambulante Konzept habe ich entwickelt und wende es seit vielen Jahren erfolgreich an. Es geht dabei um spezifische, intensive Therapie. Spezifisch bedeutet: Ich wende als Basis die neurophysiologische Therapie nach Bobath an, weil sie nach meiner Erfahrung die größten Erfolgschancen hat. Intensiv bedeutet, dass ich empfehle, deutlich mehr und deutlich längere Therapie-Einheiten zu absolvieren als die ein bis zwei kurzen Termine, die aktuell normalerweise von Hausärzten verschrieben werden.

Das Ziel ist klar: ein zufriedenes, glückliches Leben für Betroffene. Der Weg ist einfach: viel Zeit, Anteilnahme, Interesse, ein offenes Ohr, ein offenes Herz. Doch in der Praxis erlebe ich immer wieder, dass Therapeuten sich innerlich abschotten, weil sie »professionell« sein möchten und die Probleme und das Leiden ihrer Patienten nicht an sich heranlassen wollen. Ich habe volles Verständnis dafür! Aber ich bin fest davon überzeugt, dass dauerhafter Erfolg bei der Therapie durch Vertrauen und innere Verbundenheit entsteht, auch wenn dabei die notwendige Abgrenzung unbedingt erhalten bleiben muss.

Fallbeispiel

Soul-Musik ist Lebensfreude

» *Der 75-jährige Niklas R., Ehemann und Vater, erhielt bereits Ergo- und Physiotherapie sowie Logopädie. Doch er spürte keine Motivation, etwas zu unternehmen. Als ich ihn traf, erlebte ich ihn als gebeugten, traurigen und hoffnungslosen Menschen, der seinen Kopf auf einen Stock stützte und beim Gehen müde und gebrochen wirkte.*

Ich hatte keine Ahnung, wo ich ansetzen sollte. Also stellte ich ihm ein paar Fragen. Ich fragte ihn, was ihm in seinem Leben wichtig war, woher er kam, nach seinen Kindern, seinem Beruf. Als er merkte, dass ich ehrliches Interesse an ihm hatte, kam er immer mehr aus seiner Traurigkeit heraus. Er erzählte mit Leidenschaft und Freude über sein Leben, wir entdeckten Gemeinsamkeiten.

Ich bemerkte, dass Niklas zwei Minikopfhörer um den Hals hängen hatte, und fragte ihn, was er da höre. Er verwandelte sich vor meinen Augen! Mit einem strahlenden Lächeln sagte er: »Das ist meine Droge!«, und er begann von seiner geliebten Soul-Musik zu sprechen, von Wilson Pickett und James Brown.

Ich legte spontan eine CD auf: »I feel good …« tönte durch den Raum und ich forderte ihn auf, dazu zu tanzen. Er zögerte, seine Frau wollte nicht mittanzen, also rief ich meine Sekretärin … und die beiden legten eine flotte Sohle aufs Parkett!

Nach knappen 3 Minuten Freude und Leidenschaft war Niklas ein anderer Mensch. Plötzlich konnte er hoch aufgerichtet und mit Schwung durch den Raum gehen, nein, schweben! So einfach kann es sein, wenn man erkundet, zuhört und beobachtet, was für einen Menschen der Schlüssel zum Leben ist.

»Back to Life« ist einfach und zugleich sehr schwer, weil es um ehrliche Zuwendung, ehrliches Interesse und ehrliche Anteilnahme geht. Plötzlich gibt es keine Distanz mehr zu den Sorgen und dem Leid der Betroffenen. Man ist voll dabei, mit Leib und Seele. Aber nur so lassen sich diese Sorgen, dieses Leiden wirklich lindern. Und nur so bekommt man auch etwas zurück: wertvolle Erlebnisse, wichtige Erfahrungen, teils sogar neue Freundschaften.

Anhang

Der 5-Phasen-Therapieplan

	Zeitdauer	Physiotherapie	Ergotherapie	Zeitaufwand
A-Phase: ANKOMMEN Direkt nach klinischer Reha Eingewöhnungszeit, Therapie knüpft an klinische Reha an Therapie-Ziel: eigene Möglichkeiten testen, Alltagsaktivitäten lernen	2–4 Wochen	1- bis 2-mal 50–60 Minuten pro Woche	1- bis 2-mal 50–60 Minuten pro Woche	insgesamt ca. 3 Std. pro Woche
B-Phase: POTENZIALENTFALTUNG Intensivste Therapie-Phase Optimale Förderung und Ausschöpfen des Wiederherstellungspotenzials Therapie-Ziel: Fähigkeiten maximal erweitern – ohne Überlastung	4–6 Wochen	2- bis 4-mal 50–60 Minuten pro Woche	2- bis 4-mal 50–60 Minuten pro Woche	insgesamt ca. 6 Std. pro Woche
C-Phase: FÄHIGKEITSERHALTUNG Stabilisierung der B-Phase Therapie-Standard erhalten bei geringerer Dosierung Therapie-Ziel: Fähigkeiten erhalten, üben und moderat erweitern	2–4 Wochen	1- bis 3-mal 50–60 Minuten pro Woche	1- bis 3-mal 50–60 Minuten pro Woche	insgesamt ca. 4 Std. pro Woche
D-Phase: ALLTAGSREALITÄT Zunehmende Eigenverantwortung Einüben von Alltagsaktivitäten Therapie-Ziel: Hilfe zur Selbsthilfe, Fähigkeiten im Alltag nutzen	4–8 Wochen	1- bis 2-mal 50–60 Minuten pro Woche	1- bis 2-mal 50–60 Minuten pro Woche	insgesamt ca. 3 Std. pro Woche
E-Phase: ERHOLUNG Ruhephase – Auszeit – Pause Aktiver Alltag ohne Therapie Ziel: Reizüberflutung vermeiden (nach Bedarf Zwischenphasen einfügen)	1 Woche	0	0	0
GESAMTDAUER/AUFWAND	9–17 Wochen			Insgesamt ca. 56 Std.

Bitte beachten Sie, dass Ihr Hausarzt aufgrund eigener Einschätzung sowie aufgrund von Vorgaben und Regeln der Krankenkassen möglicherweise weniger Therapie bewilligen möchte. Nehmen Sie es ihm nicht übel! Ich kenne die Situation der Ärzte. Sie befinden sich in einer unangenehmen Zwangslage, sodass sie nur medizinisch Notwendiges verschreiben, da sie bei zu viel verschriebener Therapie mit Sanktionen durch die Krankenkassen rechnen müssen.

Doch ich möchte Sie ermuntern, mit guten Argumenten um zusätzliche Therapie zu kämpfen. Ich habe sie im Folgenden zusammengefasst.

- Verschriebene Therapie wird im ersten Jahr nach dem Schlaganfall nicht auf das Budget des Arztes angerechnet.
- Im ersten Jahr kann Therapie THEORETISCH unbegrenzt verschrieben werden, solange sie Fortschritte bei Fähigkeiten verspricht, die zum eigenständigen Leben notwendig sind.
- Medikamente und Hilfsmittel (die bei gleicher Wirkung als günstigere Alternative der Therapie vorgezogen werden sollen) können Defizite ausgleichen, aber nicht beheben. Die Wiederherstellung von Fähigkeiten durch Therapie können sie nicht ersetzen!
- Die am 01.01.2021 in Kraft getretene neue Richtlinie des Gemeinsamen Bundesausschusses erspart die Unterscheidung zwischen Erst- und Folgeverordnung und hat die »Verordnung außerhalb des Regelfalles« abgeschafft. Dadurch entfällt das bisherige Genehmigungsverfahren durch die Krankenkassen.
- Eine wissenschaftliche Meta-Studie von 2016 hat die Ergebnisse von 14 anderen Studien zusammengefasst. Ergebnis: Viel Therapie steigert Aktivität! Eine Doktorarbeit von 2014 weist außerdem nach, dass mehr Therapie die Sterblichkeit nach dem Schlaganfall reduziert.

Trotz aller Argumente und selbst wenn Ihr Hausarzt auf Ihrer Seite ist: Es kann immer noch sein, dass Krankenkassen die Finanzierung von Therapie teilweise oder vollständig ablehnen. Auch hier handeln viele Mitarbeiter aus Unwissenheit oder aus Unkenntnis des konkreten Falles oder aufgrund von Vorgaben, die Vorgesetzte für ihre Arbeit festlegen.

Solange es keine belastbaren fachlichen Gründe für die Ablehnung gibt: Geben Sie nicht nach! Lassen Sie sich von Ihrem Therapeuten und/oder Ihrem Arzt alle Argumente für die Therapie geben, idealerweise schriftlich. Holen Sie sich moralische und fachliche Unterstützung bei Vereinen, Stiftungen und Verbänden. Wenn Sie jemanden kennen, der gut verhandeln kann und die nötige Zeit und Geduld hat: Perfekt! Oft erfordert es einfach nur Hartnäckigkeit und Verhandlungsgeschick, um erforderliche Therapie bewilligt zu bekommen.

Listen für die Bestandsaufnahme

Auf den folgenden Seiten finden Sie Checklisten für die Bestandsaufnahme, die Sie in regelmäßigen Abständen machen sollten.

Die FAM-Bewertungsskala

FAM™ steht für »Functional Assessment Measure« und wurde in den USA unter der Leitung von C. Granger entwickelt. Die Internationale Vereinigung für Assessment in der Rehabilitation hat 1997 eine deutsche Version herausgegeben. Die FAM-Liste wird von Ärzten und Therapeuten genutzt, um funktionale Einschränkungen bei den wichtigsten Grundfähigkeiten festzuhalten.

Es gibt 30 Merkmale bzw. Fähigkeiten, die alle auf einer einheitlichen Basis bewertet werden, und zwar auf einer Skala mit sieben Kategorien.

FAM-Bewertungsskala

	Völlige Unselbstständigkeit
1	Totale Hilfestellung – nichts ist allein möglich
2	Ausgeprägte Hilfestellung – Hauptaufgabe nicht allein möglich
	Eingeschränkte Unselbstständigkeit
3	Mäßige Hilfestellung – Hilfe bei Teilaufgaben notwendig
4	Kontakthilfe – eigenständig bei minimalen Hilfestellungen
5	Mit Vorbereitung oder unter Supervision eigenständig
	Völlige Selbstständigkeit
6	Eingeschränkte Selbstständigkeit – Hilfsvorrichtungen wie Griffe etc. werden benötigt oder eigenständige Tätigkeit birgt Risiken, z. B. Unfallgefahr
7	Völlige Selbstständigkeit

Die Merkmale bzw. Fähigkeiten sind in die Bereiche Motorik und kognitive Fähigkeiten unterteilt. Weitere Unterteilungen helfen, Defizite einzuordnen und gezielt Fortschritte in bestimmten Bereichen anzustreben und zu planen.

Pro Kategorie werden 1 bis 7 Punkte vergeben, so sind insgesamt 30 bis 210 Punkte möglich. Bei Versuchen, durch Therapie oder eigene Bemühungen besser zu werden, können die Bewertungen der Selbstständigkeit helfen, Fortschritte sichtbar zu machen, auch wenn das Ziel (z. B. völlige Selbstständigkeit) noch nicht erreicht wurde.

Praktisch orientierte Checkliste

Für manche ist die FAM-Checkliste zu abstrakt. Daher habe ich eine vereinfachte und praktisch orientierte Checkliste erstellt. Sie können sie nach Bedarf an Ihre individuelle Situation anpassen.

STATUS Gegenwart: »Meine Erwartungen«

- Was ist meine Idealvorstellung von einer ambulanten/häuslichen Rehabilitation?
- Wie viel Zeit pro Woche habe ich dafür zur Verfügung?
- Wer ist jetzt der wichtigste Mensch in meinem Leben?
- Was müsste in meiner Wohnumgebung geändert werden, um möglichst selbstständig zu sein?
- Welche Erwartungen habe ich an die ambulante/häusliche Rehabilitation?

FAM-Checkliste

Motorik	Fähigkeiten	Bewertung 1–7
Selbstversorgung	Essen/Trinken	
	Körperpflege	
	Baden/Duschen/Waschen	
	Ankleide Oberkörper	
	Ankleide Unterkörper	
	Toilette	
	Schlucken	
Kontinenz	Blasenkontrolle	
	Darmkontrolle	
Mobilität	Bett/Stuhl/Rollstuhl	
	Toilettensitz	
	Dusche/Badewanne	
	Transfer in das und aus dem Auto	
	Gehen/Rollstuhl	
	Treppensteigen	
	Mobilität in Wohnräumen	
Kognitive Fähigkeiten		
Kommunikation	Verstehen	
	Ausdruck/sich verständlich machen	
	Lesen	
	Schreiben	
	Sprachverständnis	
Psychosoziale Anpassung	Soziales Verhalten	
	Emotionaler Zustand	
	Anpassungsfähigkeit bzgl. Einschränkungen	
	Anstellbarkeit/Arbeitsfähigkeit	
Kognitive Funktionen	Problemlösungsfähigkeit	
	Gedächtnis	
	Orientierung	
	Aufmerksamkeit	
	Sicherheitsbeurteilung	

STATUS Alltagsaktivitäten: »Was kann ich alles schon wieder?«

- Was kann ich zu meiner Selbstversorgung allein ausführen? (Körperpflege/Toilettengang/Ankleiden/Essen/Brot schmieren/Rollstuhltransfer …)
- Was kann ich schon außerhalb der Wohnung? (Treppe steigen/spazieren gehen/Auto fahren /einkaufen/Besuche machen/ausgehen …)
- Was mache ich aktuell in meiner Freizeit?
- Gibt es für mich ein Eigentrainingsprogramm?
- Was für eine Alltagsaktivität möchte ich unbedingt als Nächstes lernen?

STATUS Zukunft: »Meine Ziele«

- Was möchte ich in 6 Monaten im Alltag können?
- Wie viele Therapie-Einheiten pro Woche wären dafür ungefähr erforderlich?
- Wie kann ich selbst dazu beitragen?
- Wer ist mein wichtigster »Motivator«? Wo finde ich Unterstützung, falls ich noch mehr Motivation brauche?
- Könnte und würde ich auch selbst Kosten übernehmen, wenn therapeutische oder andere Unterstützung nicht von meiner Krankenkasse bezahlt würde? (Zur Erinnerung: Nach Ablauf des ersten Jahres nach dem Schlaganfall schränken Krankenkassen ihre bewilligten Leistungen oft ein.)

Stichwortverzeichnis

A
Affolter-Modell 88
Alltag
– aktiver 52
– Rückkehr in den 22, 25, 28, 31
Angehörige 28, 49, 56, 58, 72, 74
– Auszeiten 77
– Tipps für 22, 30, 42, 49, 50, 58, 76
– Unterstützung für 74
Ärzte 23, 32, 35, 38, 52

B
Back to Life 67, 96, 106
Barrierefreies Wohnen 106
Belastung, Steuerung der 43
Beruf 26, 44
Bestandsaufnahme 16, 17, 22, 26, 43, 51, 60
– Checkliste 101, 103
Bobath-Konzept 86

D
Depressionen, Umgang mit 89

E
Einstellung 52
Entlassungsbericht 23
Erfolgstagebuch 16, 17, 32, 51, 60
Ergotherapie 85

F
Fallbeispiele 20, 21, 24, 25, 28, 34, 44, 45, 53, 57, 60, 61, 62, 63, 64, 65, 66, 67, 68, 69, 71, 73, 79, 94, 97
FAM-Bewertungsskala 101
FAM-Checkliste 17, 102
Feldenkrais-Methode 88
Frankl, Viktor E. 70, 90

G
Gewohnheiten 54

H
Heilmittelrichtlinie 108
Hilfsmittel 24, 25, 34, 35, 38
Hobbys 60
Humor 18, 57

I
Intensivtherapie 67
– Kosten 69

K
Krankengymnastik, neurologische 39, 86

L
Logopädie 85
Logotherapie 70, 89

M
Medikamente 23, 33

N
Neustart 14, 23, 33, 41

P
Persönlichkeitsveränderung 74

5
5-Phasen-Therapieplan 36, 99

P
Physiotherapeut
– Auswahlkriterien 86
Physiotherapie 86
Propriozeptive Neuromuskuläre Fazilitation (PNF) 86, 87
Psychische Probleme, Umgang mit 89

R
Reha, klinische 23
Rente 107
Rückkehr nach Hause 22
Ruhephasen 32, 34, 54, 65

S
Schlaganfall
– Folgen 10, 14
– prominente Betroffene 11
Schlaganfall erkennen 109
Schlaganfall-Helfer 107
Schlaganfall-Lotse 110
Schwerbehinderung 114
Selbstbestimmt leben 59, 71, 91
Selbsthilfegruppen 110
Spiegelneuronen 55
Sport 44, 60, 111
Sprachstörung, Umgang mit 76
Sprachtherapie 112

T
Taub'sches Training 89
Therapeuten 23, 32, 39
Therapeutische Werkzeuge 84
Therapie 35
– Bewilligung 39, 78
– Dauer 38
– Kosten 39, 78
– Krankenkasse 78
– nach der Reha 43
– Physiotherapie 39
– Termine 79
– Umfang 37
– Verschreibung 38
Therapie-Bedarf 113
Therapie-Formen 84
Therapie-Methoden 88
Transitorische ischämische Attacke (TIA) 113

U
Überlastung 43
Übungsprogramm zu Hause 46
Unterstützung
– anfordern 26
– durch das Umfeld 25, 56
– gezielt einsetzen 46

V
Vojta-Methode 86, 88

Z
Ziele 16, 19, 22, 26, 43, 90

Infos und Empfehlungen von Helmut Gruhn – von A bis Z

»Back to Life«

Dieses von mir entwickelte Konzept wende ich seit vielen Jahren erfolgreich an. Basis ist die neurophysiologische Therapie nach Bobath. Informationen zu Bobath finden Sie hier:

www.bobath-konzept-deutschland.de/vereinigung.html

Barrierefreies Wohnen

Infolge eines Schlaganfalls kann es notwendig werden, die Wohnsituation an etwaige Einschränkungen der Bewegungsfreiheit anzupassen. Barrierefreies Wohnen kann durch staatliche Förderungen unterstützt werden.

Barrierefreies Wohnen bei Umzug

Für einen Umzug in eine behinderungsgerechte Wohnung können Menschen mit Behinderung von den jeweils zuständigen Rehabilitationsträgern sowie unterschiedlichen Leistungsträgern finanziell unterstützt werden. Zu den Rehabilitationsträgern zählen die gesetzlichen Krankenkassen, die Bundesagentur für Arbeit, die Deutsche Gesetzliche Unfallversicherung, die Träger der gesetzlichen Rentenversicherung, die Träger der Kriegsopferversorgung und der Kriegsopferfürsorge, die Träger der öffentlichen Jugendhilfe sowie die Sozialhilfeträger.

Barrierefreies Wohnen – Wohnbauförderung

Die Länder können einen Neu- oder Umbau mit Anpassungen an die Belange von Menschen, mit Behinderung mit Zuschüssen fördern. Diese können bei den Gemeinden, dem Landkreis oder bei den länderspezifischen Kredit- bzw. Förderinstituten beantragt werden (bitte vor Ort informieren).

Barrierefreies Wohnen für Menschen mit Behinderung

Menschen mit Behinderung können Zuschüsse oder verbilligte Darlehen erhalten, die der Beschaffung, der Ausstattung und dem Erhalt einer behindertengerechten Wohnung in angemessenem Umfang dienen. Jeweils abhängig von der Lebenssituation sind unterschiedliche Rehabilitationsträger zuständig (bitte vor Ort informieren).

Barrierefreies Wohnen für Sozialhilfeempfänger

Wenn kein anderer Kostenträger zuständig ist, können finanzielle Förderungen für bauliche Anpassungen als Leistungen der Sozialhilfe beim Amt für Soziales beantragt werden. Diese Leistungen sind einkommens- und vermögensabhängig.

Bundesgesundheitsministerium

Das Bundesgesundheitsministerium legt viele Grundlagen fest, an die sich Krankenkassen, Ärzte und Therapeuten halten müssen. Neuerungen haben teilweise direkte Folgen für Schlaganfall-Betroffene und deren Angehörige. Publikationen des Bundesgesundheitsministeriums finden Sie unter:

www.bundesgesundheitsministerium.de/service/publikationen.html

Bundesverband Selbsthilfe Körperbehinderter e. V.

Der Bundesverband Selbsthilfe Körperbehinderter e. V. (BSK) ist eine Vereinigung von Menschen mit Körperbehinderung. Der BSK unterstützt Menschen mit körperlichen Behinderungen in vielen Lebensbereichen. Eines der zentralen Ziele des Vereins ist Teilhabe und Inklusion. Es gibt über 100 regionale Ansprechpartner, die sich vor Ort um regelmäßige Treffen, Sport- und Beratungsangebote kümmern.

www.bsk-ev.org

Der Querschnitt

Das Informationsportal der Manfred-Sauer-Stiftung bietet eine sehr große Auswahl an Informationen rund um Querschnittslähmung. Sie sind relevant für Schlaganfall-Betroffene, die auf einen Rollstuhl angewiesen sind oder unter einer Querschnittslähmung leiden, aber auch für alle anderen Senioren, die nur noch eingeschränkt bewegungsfähig sind. Zu den behandelten Themen gehören Therapie, Forschung, Ernährung, Hilfsmittel, Rechte, Medien, Wohnen, Freizeit und Reisen sowie Sport.

www.der-querschnitt.de

Ehrenamtliche Schlaganfall-Helfer

Zentraler Ansprechpartner für ehrenamtliche Schlaganfall-Helfer ist die Stiftung Deutsche Schlaganfall-Hilfe. Ehrenamtliche Schlaganfall-Helfer stehen Betroffenen im Alltag zur Seite. Sie gehen mit Schlaganfall-Patienten spazieren, auch wenn es nur langsam vorangeht. Sie hören geduldig zu, auch wenn Patienten das Sprechen schwerfällt. Sie helfen beim Einkaufen oder geben Tipps, wie Schlaganfall-Betroffene auch mit einer Hand noch selbst kochen können.

Die Hauptaufgabe der Schlaganfall-Helfer besteht darin, Betroffene und deren Angehörige individuell in ihrem Lebensalltag zu begleiten und zu unterstützen. Sie helfen bei Herausforderungen im Alltag, stellen Kontakt zu Informationsstellen her, helfen beim Ausfüllen von Formularen, führen Telefonate oder begleiten zu Arztterminen – je nachdem, welche Tätigkeiten individuell vereinbart werden.

Als Vertrauenspersonen und kontinuierliche Begleiter können Schlaganfall-Helfer die Selbstständigkeit und die Krankheitsbewältigung fördern und der sozialen Isolation vorbeugen. Zurzeit gibt es etwa 500 ehrenamtliche Helfer in Deutschland. Kontakt telefonisch unter 05241 9770–64 oder unter:

www.schlaganfall-hilfe.de

Ende des Erwerbslebens

Hat ein Schlaganfall Behinderungen zur Folge, können Menschen unter bestimmten Voraussetzungen früher in Rente gehen. Bei den Dienststellen der Deutschen Rentenversicherung (DRV) oder den für die DRV ehrenamtlich tätigen Versichertenberaterinnen und -beratern können behinderte Menschen einen Antrag auf Rente stellen. Abhängig von der jeweiligen Lebenssituation und unter weiteren Voraussetzungen ist der Renteneintritt jeweils in unterschiedlichem Alter möglich.

Ist die Regelaltersgrenze noch nicht erreicht und die Arbeitsfähigkeit eingeschränkt, kann eine Rente wegen Erwerbsminderung bzw. teilweiser Erwerbsminderung beantragt werden.

Schwerbehinderte Menschen können eine Rente mit Abzügen beantragen. Beamte können bei ihrem Dienstherrn einen Antrag auf Versetzung in den Ruhestand wegen einer Schwerbehinderung stellen. Die Altersgrenzen des Eintrittsalters und die Altersgrenze für die abschlagsfreie Inanspruchnahme richten sich nach dem Geburtsjahr.

Fachmagazin »not«

»not« ist seit rund 30 Jahren ein zuverlässiger Begleiter von Menschen nach Schädel-Hirn-Verletzung, Schlaganfall oder anderen erworbenen Hirnschäden. Im Magazin finden Betroffene und deren Angehörige und Helfer aus allen Bereichen Erfahrungsberichte aus erster Hand, Fachbeiträge aus therapeutischer und medizinischer Sicht sowie neueste Meldungen aus Industrie und Kultur. »not« ist Mutmacher und Ratgeber für alle Menschen rund um das weite Feld der Schädel-Hirn-Verletzung, erstellt mit einer Menge Herzblut, viel Fachkenntnis, Empathie und Verständnis. Zu den Lesern gehören auch Therapeuten, Pflegefachkräfte, Ärzte und Kostenträger.

Heilmittelrichtlinie

Die Heilmittelrichtlinie bestimmt, unter welchen Umständen welche Formen von Therapie, welche Medikamente und welche Hilfsmittel verschrieben werden dürfen. Sie wird ständig aktualisiert und vom Gemeinsamen Bundesausschuss veröffentlicht.

Hier wird zum Beispiel unter § 7 (6) festgelegt, dass Therapie nur für einen Zeitraum von bis zu 12 Wochen verordnet werden kann.

Unter § 9 werden Vorgaben bezüglich der Wirtschaftlichkeit gemacht, die unter anderem empfehlen, dass anstelle einer Therapie auf billigere Hilfsmittel und Medikamente ausgewichen werden soll. Hier steht aber auch, dass kostengünstigere Lösungen nur dann gewählt werden sollen, wenn das Behandlungsziel »qualitativ gleichwertig« erreicht wird.

Das kann für die Argumentation gegenüber Hausarzt oder Krankenkasse von entscheidender Bedeutung sein. Denn weder Hilfsmittel noch Medikamente können grundlegende Fähigkeiten wiederherstellen, die für ein selbstbestimmtes, zufriedenes Leben entscheidend sind.

Grundsätzlich gilt, dass aufgrund eines »Akutereignisses« (also z. B. aufgrund eines Schlaganfalls) nur für ein Jahr Therapie verschrieben werden darf. Danach muss eine neue Diagnose gestellt werden.

Die aktuelle Fassung der Heilmittelrichtlinie finden Sie unter folgendem Link:

www.g-ba.de/richtlinien/12

Kassenärztliche Bundesvereinigung (KBV)

Die KBV organisiert zusammen mit den Krankenversicherungen die flächendeckende wohnortnahe ambulante Gesundheitsversorgung. Sie vertritt die politischen Interessen der in Praxen ambulant tätigen Ärzte und Psychotherapeuten. Die KBV setzt sich für diagnostische und therapeutische Freiheit und einen Abbau von Bürokratie und Sparzwängen ein, welche das Verhältnis zwischen Patienten und Ärzten belasten. Mehr Infos unter:

www.kbv.de

Hier sei auch die zum 01.01.2021 in Kraft getretene neue Richtlinie des gemeinsamen Bundesausschusses erwähnt, die über die Verordnung von Heilmitteln in der vertragsärztlichen Versorgung bestimmt und beim KBV nachgelesen werden kann:

https://eref.thieme.de/N1F8I

Die Richtlinie soll den Bürokratieaufwand reduzieren. Zu den wichtigsten Inhalten: Es muss nicht mehr zwischen Erst- und Folgeverordnung unterschieden werden. Die Verordnung außerhalb des Regelfalles wurde abgeschafft, damit entfällt auch das bisherige Verfahren der Genehmigung durch die Krankenkassen. Natürlich gibt es weiterhin festgelegte Höchstmengen je nach Diagnose.

Im ersten Jahr nach dem Akut-Ereignis kann wie bisher verordnet werden. Danach wird weiterhin zwischen »langfristigem Heilmittelbedarf «und »besonderem Verordnungsbedarf« unterschieden. Beiden sind jeweils einzelne Diagnosen nach ICD (Internationale statistische Klassifikation der Krankheiten und verwandter Gesundheitsprobleme) zugeordnet, an die sich der Verordnende halten muss.

Kleiner Schlaganfall

siehe Transitorische ischämische Attacke (TIA) (Seite 113)

Kraftfahrzeughilfe

siehe Vergünstigungen im Verkehr (Seite 114)

Neuro-Netzwerk Weser-Ems e. V.

Nachsorge und Teilhabe für Menschen mit Hirnschädigung und neurologischer Beeinträchtigung beim Paritätischen Wohlfahrtsverband Oldenburg/Ammerland.

www.neuronetzwerk-weser-ems.com

not

- siehe Fachmagazin »not« (Seite 107)

NuiCareApp

Die NuiCareApp unterstützt pflegende Angehörige im Pflegealltag.

Nui trägt dazu bei, Pflegebedürftigen möglichst lange ein unabhängiges Leben zu ermöglichen.

https://nui.care

Paravan GmbH

Spezialist für behindertengerechte Fahrzeugumbauten, die das Fahren mit schwerer und sogar mehrfacher Behinderung möglich machen sollen.

www.paravan.de

Richtlinie des gemeinsamen Bundesausschusses

Siehe Kassenärztliche Bundesvereinigung (KBV) (Seite 108)

Schlaganfall erkennen

Der klassische Test zum Erkennen eines Schlaganfalls nennt sich FAST-Test. FAST steht für Face, Arms, Speech, Time – also Gesicht, Arme, Sprache, Zeit. Entsprechend läuft der Test ab:

- Bitten Sie die Person zu lächeln. Hängt ein Mundwinkel herab, deutet das auf eine Halbseitenlähmung hin.
- Bitten Sie die Person, die Arme nach vorne zu strecken und dabei die Handflächen nach oben zu drehen. Bei einer Lähmung können nicht beide Arme gehoben werden, ein Arm sinkt oder dreht sich.
- Lassen Sie die Person einen einfachen Satz nachsprechen. Ist sie dazu nicht in der Lage oder klingt die Stimme verwaschen, könnte diese Sprachstörung durch einen Schlaganfall verursacht worden sein.
- Liegt einer dieser Fälle vor? Dann: Nicht zögern! Sofort per 112 den Notarzt rufen und die Symptome schildern! Geben Sie auch an, wie lange die Symptome bestehen. Ein Schlaganfall gehört zu den Notfällen, bei denen tatsächlich jede Sekunde zählt!

Weitere mögliche Symptome sind Sehstörungen, starke Kopfschmerzen, Taubheitsgefühle und Kribbeln auf einer Körperseite, hängende Mundwinkel oder Schwierigkeiten bei Grundfähigkeiten wie Gehen, Greifen, Schreiben, Sprechen oder Verstehen. Auch wenn diese nur kurze Zeit auftreten, sollten Sie schnellstmöglich einen Arzt zur Abklärung aufsuchen (siehe Transitorisch ischämische Attacke [TIA], Seite 113).

Schlaganfall nach dem Schlaganfall

Der in der Einleitung erwähnte Fall von Horst Lichter wirft ein Licht auf ein wichtiges Problem: In dem Jahr nach ihrem ersten Schlaganfall erleiden 10 bis 15 % der Betroffenen einen zweiten! In den ersten Wochen ist die Gefahr am größten. In Kliniken werden in dieser kritischen Phase deshalb oft blutverdünnende Medikamente eingesetzt.

Wer so weiterlebt wie vor dem Schlaganfall, der geht ein hohes Risiko ein! Ab dem dritten Jahr steigt laut mehreren Studien die Wahrscheinlichkeit, einen weiteren Schlaganfall zu erleiden, wieder an. Nicht alles lässt sich beeinflussen. Aber die wichtigsten Risikofaktoren sind bekannt: Übergewicht, Bewegungsarmut, Rauchen und Alkohol. Minimieren Sie Ihr Risiko durch einen gesunden Lebensstil! Dazu gehört eine gesunde und ausgewogene Ernährung, die den Körper mit wichtigen Nährstoffen versorgt. Gemüse, Obst, Vollkornprodukte und Hülsenfrüchte sollten reichlich auf den Teller kommen, fett- und zuckerhaltige Lebensmittel hingegen nur in Maßen. Das hat auch positive Auswirkungen auf andere Risikofaktoren wie Bluthochdruck, hohe Cholesterinwerte, Vorhofflimmern, Herzrhythmusstörungen und Diabetes.

Schlaganfall-Info

Auf dieser Website von Dipl.-Ing. Friedhelm Hohlweg finden sich ausgewählte Nachrichten zu Schlaganfall, außerdem Buchund Hörbuchbesprechungen rund um das Thema Schlaganfall, ein Forum zum Gedankenaustausch für Betroffene, ein Shop mit Therapie-Materialien und Informationen zu barrierefreiem Urlaub.

www.schlaganfall-info.de

Schlaganfall-Lotse

Schlaganfall-Lotsen kümmern sich in ihrer Region um Schlaganfall-Patienten und deren Angehörige – von der akuten Aufnahme in die Klinik bis zu einem Jahr nach dem Schlaganfall. Sie dokumentieren alle Behandlungen und versorgen alle Beteiligten mit Informationen. Zusätzlich vermitteln sie Hilfsangebote und motivieren Patienten zu einer gezielten Sekundärprävention. Sie beraten Betroffene und Hausarzt über Medikamente, Ernährung, Gewichtsreduktion und Freizeitgestaltung. Auf diese Weise steigern sie die Lebensqualität für Patienten und Angehörige.

Zurzeit gibt es in Deutschland nur eine sehr begrenzte Anzahl dieser Lotsen: Wenn Sie Unterstützung durch einen Lotsen bekommen können, haben Sie großes Glück!

Es handelt sich um ein Projekt der Stiftung Deutsche Schlaganfall-Hilfe. Informationen und Kontakte erhalten Sie telefonisch unter 05241 9770–0 oder unter:

www.schlaganfall-hilfe.de

Schlaganfall-Ring

Im Schlaganfall-Ring engagieren sich Betroffene für Betroffene. Neben Übungsvideos, Informationen und Beratung gibt es für Schlaganfall-Betroffene in Hamburg und Schleswig-Holstein verschiedene Angebote und Termine wie Gymnastik oder Golf. Außerdem kann man hier die Schlaganfall-Ring-Box bestellen: Sie ermöglicht eine Bestandsaufnahme Ihrer Fähigkeiten in Form eines Karteikartensystems und passt gut zu der Bestandsaufnahme, die ich in diesem Buch empfehle.

Der Schlaganfall-Ring kann auch für andere Regionen inspirierend sein: Was spricht dagegen, wenn Sie sich vor Ort für ähnliche Angebote starkmachen oder sogar Ihren eigenen Schlaganfall-Ring aufbauen?

www.schlaganfall-ring.de

Schlaganfallbegleitung

Bei dieser Website der vbms Schlaganfallbegleitung gGmbH in Berlin handelt es sich um eine frei zugängliche und offene Plattform rund um die Schlaganfall-Erkrankung. Sie dient als zuverlässige Informationsquelle, Anlaufstelle und Orientierungshilfe, um sich über Schlaganfall zu informieren und mit der Erkrankung im Alltag besser zurechtzukommen.

Verantwortlich für die Inhalte auf der Website ist ein sektorenübergreifendes Team aus Ärzten, Therapeuten und Menschen, die sich um die Nachsorge von Schlaganfall-Betroffenen kümmern.

www.schlaganfallbegleitung.de

Selbsthilfegruppen

In Selbsthilfegruppen treffen sich Menschen, die von der gleichen Krankheit betroffen sind und vergleichbare Probleme haben. Man spricht über Schwierigkeiten im Alltag, lernt voneinander und macht sich gegenseitig Mut. Das hilft dabei, das eigene Leben positiv zu verändern und besser damit zurechtzukommen.

Selbsthilfegruppen für Schlaganfall-Betroffene und deren Angehörige werden über die Stiftung Deutsche Schlaganfall-Hilfe koordiniert. Zur Teilnahme werden keine Anträge und keine schriftliche Anmeldung benötigt. Sie können einfach vorbeischauen. Neue Mitglieder sind jederzeit willkommen. Das Angebot ist kostenlos.

Alle Gespräche in der Selbsthilfegruppe sind vertraulich. Was immer Sie von sich erzählen, bleibt in der Gruppe. Sie allein entscheiden darüber, wie viel Sie von sich preisgeben. Kein Außenstehender erfährt davon, weder Kollegen noch Familie.

Selbsthilfe ist auch für Angehörige da. Es geht um Erfahrungsaustausch, praktische Alltagstipps, Vermittlung von Wissen sowie gegenseitigen Rat und Unterstützung.

Es gibt zurzeit etwa 350 Selbsthilfegruppen in Deutschland. Kontakte finden Sie telefonisch unter 05241 9770–0 oder unter:

www.schlaganfall-hilfe.de

SelbstHilfeVerband – FORUM GEHIRN e.V.

Der SelbstHilfeVerband – FORUM GEHIRN e.V. ist 2008/09 aus den beiden Bundesverbänden SelbstHilfeVerband für neurologisch Erkrankte und Unfallopfer e.V. und FORUM GEHIRN e.V. entstanden und setzt sich besonders für die Belange von Schwersthirnverletzten ein, die sich im Koma bzw. Wachkoma befinden. Der Verband bietet Informationen, Veranstaltungen und Selbsthilfegruppen für Angehörige an.

www.shvfg.de

Sport

Auch nach einem Schlaganfall können Sie noch Sport treiben und sogar sportliche Ambitionen haben, wie einige Beispiele in diesem Buch verdeutlichen. Ich habe hier ein paar Anregungen zu verschiedenen Sportarten gesammelt, die Ihnen vielleicht weiterhelfen.

Sport – Fahrradfahren

Fahrradbegeisterte wissen, wie schön es ist, sich auf zwei Rädern in freier Natur den Wind um die Nase wehen zu lassen. Radfahren trainiert nicht nur Herz und Kreislauf, sondern es befreit auch die Seele und den Geist.

Schlaganfall-Betroffene können mit Hilfsmitteln ihr Hobby weiter ausüben und die Natur per Fahrrad erkunden. Tandem, Sitzrad, Dreirad, Elektroräder und viele andere technische Errungenschaften bieten für fast jeden Bedarf Möglichkeiten der Teilhabe.

Für Menschen mit Handicap gibt es außerdem Hersteller von Spezial-Fahrrädern, zum Beispiel unter:

www.draisin.de

Sport – Golfen

Golf dient wie andere Sportarten der sozialen Integration und hilft bei der Rehabilitation. Seit 2001 wird das Pilotprojekt »Golf für Schlaganfallbetroffene und Partner« in Zusammenarbeit mit der Stiftung Deutsche Schlaganfall-Hilfe durchgeführt. Unterstützt werden die kostenlosen Schnuppertage durch Sponsoren. Wenn Sie interessiert sind an dem Projekt oder an Schnuppertagen, können Sie hier Kontakt aufnehmen:

Konzept-Golf, Uli Paetzel: www.konzept-golf.de

PartnerProjektGolf: www.ppgolf.de;

Golf für Schlaganfall-Betroffene: https://eref.thieme.de/GV6A2

Angebote in Norddeutschland: www.schlaganfall-ring.de

Sport – Reiten

Reiten ist nicht nur eine Sportart, sondern auch eine Therapie. Man spricht dann von der »Hippotherapie«. Unter Führung eines speziell ausgebildeten Therapeuten wird dabei vornehmlich in der Gangart »Schritt« gearbeitet. Der therapeutische Effekt liegt in der Nutzung der dreidimensionalen Bewegungsimpulse, die über den Pferderücken auf das Becken des Patienten übertragen werden.

Bevor man diese Therapie nutzt, sollte dies mit einem Therapeuten besprochen werden, ebenso wie die Kostenübernahme durch die Krankenkasse. Weitere Informationen erhalten Sie unter:

www.hippotherapie.de

www.hippotherapienetz.de

Sport – Rudern

Mit einem Ruderboot lautlos über das Wasser zu gleiten, bedeutet Freiheit und Glückseligkeit. Rudern erfordert sowohl Gleichgewicht als auch koordinatives Geschick. Im sicheren Sitz des Bootes werden dabei beide Beine und Arme im wechselnden Rhythmus eingesetzt. Puls und Atmung gehen gleichmäßig. Ein tolles Mannschaftssport-Erlebnis für alle – auch für Schlaganfall-Betroffene.

www.schlaganfall-hilfe.de

Sport – Schwimmen

Schwimmen verschafft eine neue Form der Leichtigkeit. Dabei wird der Körper im Wasser stabilisiert und kann, ggf. durch eine Auftriebshilfe (Schwimmnudel), in eine sichere Position gebracht werden. So können auch Betroffene hohen Alters mit einem funktionstüchtigen Arm wieder kraulen. Vorsicht: Ihre ersten Versuche sollten nur in Begleitung und im hüfthohen Wasser stattfinden.

Sport – Segeln

Es gibt verschiedene Bootsgrößen und Bootsarten. Somit besteht die Möglichkeit, beim Segeln selbst aktiv zu werden oder nur als Passagier dabei zu sein. Beides kann viel Freude machen.

Unter diesem Link gibt es einen Beitrag über Segeltherapie:

www.schlaganfall-hilfe.de

Beratung bietet auch der Segel-Club Münster e.V.:

https://segel-club-muenster.de

Sport – Spazierengehen/Nordic Walking

Naturliebhaber wissen schöne Spaziergänge schon längst zu schätzen. Von einem Schlaganfall Betroffene sollten aber immer auf die Bodenbeschaffenheit achten, Transitorische ischämische Attacke, wenn sie in der Natur unterwegs sind, und diese an ihre Fähigkeiten anpassen. In Begleitung wird das Naturerlebnis doppelt schön und sicherer! Planen Sie Pausen ein und achten Sie darauf, dass geeignete Sitzmöglichkeiten vorhanden sind. Am besten besprechen und trainieren Sie das mit Ihrem Therapeuten.

Sport – Surfen und Stand-up-Paddeln

Das Stehen auf einem Surfboard oder einem SUP ist auch für junge, gesunde Menschen nicht leicht – für Schlaganfall-Betroffene stellt es eine der größten Herausforderungen dar, die man sich denken kann! Denn dafür braucht es Gleichgewicht, Gleichgewicht und noch einmal Gleichgewicht. Bitte versuchen Sie es nur in kompetenter Begleitung und nach Rücksprache mit Hausarzt und Therapeut – bei eingeschränkten Fähigkeiten besteht sonst vielleicht sogar Lebensgefahr!

Sport – Tanzen

Tanzen Sie in Ihr neues Leben! Bei Tanzveranstaltungen für Schlaganfall-Betroffene und deren Angehörige kann Tanzen an Ihre aktuellen Fähigkeiten angepasst werden.

Der Tanz kann dabei helfen, die Signale des Körpers und die eigene innere Stimme ernst zu nehmen, ihnen Ausdruck zu verleihen und so Lebensfreude neu zu entdecken. Wer tanzt, lernt den eigenen Körper kennen, Spannungen lösen sich, die Atmung wird bewusster. Tanzen lässt Flügel wachsen!

Sprachtherapie intensiv

Auf der Website der Sprachtherapeutin Dr. Gabriele Scharf-Mayer in Bald Wildbach präsentieren Ärzte und Logopäden ihr Konzept von »Spontansprache – Sprachtherapie intensiv«. Das Ziel: spontanes Sprechen möglich machen – trotz Schädigung des Gehirns (z.B. durch Schlaganfall, aber auch durch degenerative Erkrankungen wie Morbus Parkinson). Die These auf Basis neuester Forschung der Neurorehabilitation: Auch ein geschädigtes Gehirn ist lernfähig und in der Lage, sich neu zu organisieren. Unter anderem wird auch Videotherapie angeboten.

www.sprachtherapie-intensiv.de

Stiftung Deutsche Schlaganfall-Hilfe

Die Stiftung Deutsche Schlaganfall-Hilfe wurde 1992 von Liz und Reinhard Mohn (Bertelsmann) gegründet. Sie beschäftigt sich mit Prävention, Früherkennung und Nachsorge von Schlaganfällen. Durch Aufklärung und die Verbesserung diagnostischer und therapeutischer Möglichkeiten sollen Behandlung und Rehabilitation verbessert werden.

Auf der Website der Stiftung werden viele ausführliche Informationen rund um die Erkrankung Schlaganfall zusammengefasst. Die Stiftung Deutsche Schlaganfall-Hilfe vermittelt Betroffenen auch direkte Hilfe im Alltag, indem sie Kontakte zu ehrenamtlichen Schlaganfall-Helfern, Selbsthilfegruppen und Schlaganfall-Lotsen herstellt.

www.schlaganfall-hilfe.de

siehe Schlaganfall-Helfer:www.schlaganfall-hilfe.de/de/das-tun-wir/aktivitaeten/schlaganfall-helfer

siehe Selbsthilfegruppen: www.schlaganfallhilfe.de/de/fuer-betroffene/alltag-mit-schlaganfall/selbsthilfe

siehe Schlaganfall-Lotsen: www.schlaganfall-hilfe.de/de/das-tun-wir/aktivitaeten/schlaganfall-lotsen

Therapie-Bedarf: wissenschaftliche Quellen

Ich empfehle gerade für die Zeit direkt nach der klinischen Reha deutlich mehr Therapie-Einheiten, als aktuell üblicherweise verschrieben werden. Das tue ich aufgrund meiner Erfahrungen aus inzwischen über 50 Jahren Physiotherapie. Es gibt aber auch viele Studien, die belegen, dass mehr Therapie Wirkung zeigt. Um die Ergebnisse vieler Studien zusammenzufassen, gibt es sogenannte Metastudien. Emma J. Schneider, Natasha A. Lannin, Louise Ada und Julia Schmidt haben 2016 eine solche Metastudie erstellt, in welcher der Nutzen von mehr Physiotherapie nach einem Schlaganfall untersucht wurde. Es wurden die Ergebnisse von 14 Studien ausgewertet.

Das Ergebnis: Mehr Therapie steigert die Aktivität der Betroffenen! Für eine deutlich erkennbare Steigerung bedarf es auch einer deutlichen Steigerung der Physiotherapie. Der »normale« Umfang von zweimal 20–30 Minuten pro Woche müsste laut der Metastudie um rund 240 % erhöht werden, was in etwa dem Umfang entspricht, den ich in meinem 5-Phasen-Therapieplan empfehle.

Quelle der Studie in englischer Fassung: https://eref.thieme.de/2UHDF

Die in diesem Buch vorgeschlagene Phase intensiver Therapie so kurz wie möglich nach der Entlassung aus der klinischen Reha wird ebenfalls wissenschaftlich empfohlen. Die Studie eines Forscherteams an der Georgetown University Washington aus dem Jahr 2021 kommt zu dem Ergebnis, dass Lähmungen sich in den 60 bis 90 Tagen nach dem Schlaganfall am besten beseitigen/reduzieren lassen. Es wird auch erwähnt, dass ambulante Therapie und intensives Eigentraining große Fortschritte erzielen können.

Quelle der Studie in englischer Fassung: https://eref.thieme.de/WJ2WW

Die Doktorarbeit von Dirk Peschke mit dem Titel »Schlaganfallbetroffene und ihre physio- und ergotherapeutische Versorgung« (veröffentlicht 2014) beschäftigt sich ebenfalls mit dem Thema. Seine Schlussfolgerung: »Die Befunde deuten auf eine Unter- und Fehlversorgungslage hin, die in der bisherigen Literatur unterschätzt und nicht mit ausreichender Detailtiefe dargestellt wurde. Entsprechend wird empfohlen, die Versorgungsrate von behandlungsbedürftigen Schlaganfallbetroffenen zu erhöhen und die sektorenübergreifende Koordination zu stärken.«

Quelle: https://eref.thieme.de/1ADPS

Transitorische ischämische Attacke (TIA)

Die Transitorische ischämische Attacke, kurz TIA, wird von Medizinern auch als »kleiner Schlaganfall« bezeichnet. Die Symptome der TIA ähneln stark denen eines Schlaganfalls (siehe Abschnitt »Schlaganfall erkennen« [Seite 109]), lassen aber meist nach wenigen Minuten wieder nach und werden deshalb von vielen Betroffenen nicht ernst genommen. Ein Fehler! Denn die TIA tritt oft nicht einmalig auf, sondern wenige Tage bis Wochen vor dem »echten« Schlaganfall. Jeder sollte die TIA deshalb als mögliches Warnzeichen einschätzen. Mein dringender Rat: Suchen Sie bei Verdacht auf eine TIA so schnell wie möglich einen Arzt auf!

Unterstützung für Eltern mit Behinderung

Eltern mit Behinderung können bei Bedarf im Rahmen der Leistungen zur Teilhabe Unterstützung beantragen, und zwar bei unterschiedlichen Rehabilitationsträgern wie zum Beispiel der gesetzlichen Krankenkasse, der Agentur für Arbeit, der gesetzlichen Unfallversicherung, der gesetzlichen Rentenversicherung oder der Jugend- und Sozialhilfe.

Unterstützung bei Schwerbehinderung in Schule, Ausbildung, Studium und Beruf

Menschen, die infolge eines Schlaganfalls schwerbehindert werden, können Unterstützung beantragen.

Schüler können beim Schulamt einen Antrag auf die Feststellung eines sonderpädagogischen Förderbedarfs stellen.

Während der Ausbildung kann für die Teilnahme an bestimmten Bildungsmaßnahmen (z. B. Lehrgänge oder Kurse) Ausbildungsgeld oder Berufsausbildungsbeihilfe (BAB) von der Agentur für Arbeit bewilligt werden. Prüfungsunterstützungen können bei den zuständigen Handelskammern (z. B. IHK, HWK) beantragt werden. Diese sind auch für Berufstätige zuständig.

Studenten können beim BaföG-Amt besondere Umstände geltend machen und so z. B. beantragen, dass Leistungen über die Höchstdauer der Regelstudienzeit hinaus oder bei einem Studienbeginn mit über 30 Jahren gezahlt werden. Auch einen Aufschub der Rückzahlung kann man beantragen. Prüfungserleichterungen wie z. B. die Umwandlung einer schriftlichen Prüfung in eine mündliche Prüfung müssen beim zuständigen Prüfungsamt beantragt werden.

VdK-Sozialverband

VdK ist der größte Sozialverband Deutschlands und bietet seinen über 2 Millionen Mitgliedern sozialrechtliche Beratung an. Der Verband vertritt die sozialpolitischen Interessen von allen, die sonst nicht gehört werden. Auf der Website gibt es umfassende Informationen, u. a. zu Sozialrecht, Rente, Reha, Pflege und Leben mit Behinderung.

www.vdk.de

Verbund Pflegehilfe

Der Verbund Pflegehilfe unterstützt Sie kostenlos bei der Suche nach passenden Pflegeanbietern und Unterstützungsangeboten. Informationen finden Sie telefonisch unter 06131 2152062 oder unter:

www.pflegehilfe.org

Vergünstigungen im Verkehr

Zur Beschaffung und Nutzung eines Kraftfahrzeugs können Menschen, die infolge des Schlaganfalls an einer Behinderung leiden, unter bestimmten Voraussetzungen die sogenannte Kraftfahrzeughilfe beantragen. Es ist dabei von der jeweiligen persönlichen Situation abhängig, bei welcher Behörde der entsprechende Antrag zu stellen ist.

Für Arbeiter sowie Angestellte ist während der ersten 15 Versicherungsjahre die Agentur für Arbeit und danach die Deutsche Rentenversicherung zuständig. Erfolgte der Schlaganfall im Rahmen eines Arbeitsunfalles, so ist der Antrag bei den zuständigen Unfallversicherungsträgern zu stellen. Das sind in der Regel die Berufsgenossenschaften.

Beantragt werden können zum Beispiel die Beschaffung eines Kraftfahrzeuges und/oder einer behinderungsbedingten Zusatzausstattung, die Erlangung der Fahrerlaubnis oder eine Erstattung der Kosten für die Benutzung von Taxen oder die Inanspruchnahme von Beförderungsdiensten.

Wenn Menschen wegen ihrer Behinderung auf die Nutzung eines eigenen Kraftfahrzeuges angewiesen sind, können sie weitere finanzielle Hilfen und Nachteilsausgleiche erhalten. Beim Hauptzollamt können schwerbehinderte Menschen jeweils abhängig vom Merkzeichen (z. B. G bzw. aG) einen Antrag auf Ermäßigung bzw. Befreiung von der Kfz-Steuer beantragen. Beim Versorgungsamt können Inhaber eines Schwerbehindertenausweises in Abhängigkeit vom jeweiligen Merkzeichen für ein halbes oder ein ganzes Jahr eine Wertmarke kaufen. Diese berechtigt zu unentgeltlichen Fahrten im Personennahverkehr.

Bei der Straßenverkehrsbehörde der Kommunalverwaltung können schwerbehinderte Menschen unter bestimmten Voraussetzungen einen Parkausweis beantragen. So ist es möglich, ausgeschilderte Behindertenparkplätze (gekennzeichnet mit dem Rollstuhlsymbol) zu nutzen oder im eingeschränkten Halteverbot zu parken. Für die Nutzung ist ein blauer oder oranger Parkausweis (EU-weite oder nationale Gültigkeit) erforderlich. Zusätzlich besteht für Menschen, die außergewöhnlich gehbehindert (aG) oder blind (BL) sind, die Möglichkeit, einen persönlichen Behindertenparkplatz zu beantragen. Ein Rechtsanspruch besteht jedoch nicht.

Zudem kann bei der Straßenverkehrsbehörde eine Ausnahmegenehmigung für das Fahren in Umweltzonen und die Befreiung von der Gurtanlegepflicht aus gesundheitlichen Gründen beantragt werden.

Wendepunkt Schlaganfall

Meike Hörnke bietet nach ihrem Schlaganfall als Teilhabe-Coach und Traumatherapeutin ein individuelles psychosoziales Nachsorgemanagement für Betroffene, Angehörige und Unternehmen an. Informationen unter:

www.wendepunkt-schlaganfall.de

ZNS – Hannelore Kohl Stiftung

Als bundesweit tätige Hilfsorganisation steht die gemeinnützige Hannelore Kohl Stiftung mit ihren Angeboten, Projekten und Initiativen seit 1983 an der Seite schädelhirnverletzter Unfallopfer und ihrer (pflegenden) Angehörigen.

Die Angebote sind größtenteils kostenfrei und dienen der Verbesserung der Lebensqualität hirnverletzter Menschen und der Unfallprävention. Die Stiftung bietet u. a. Beratung, Schulung und Informationen, damit Betroffene die veränderte Situation besser bewältigen und neue Perspektiven entwickeln können. Eine psychosoziale Begleitung kann schädelhirnverletzten Menschen und ihren Angehörigen helfen, einen Weg zu finden, um das Erlebte zu verarbeiten. Außerdem werden Forschungsvorhaben, wissenschaftliche Nachwuchsförderung, Stipendien und medizinische Geräte zur Verbesserung der Versorgung und Teilhabe finanziert. Es gibt auch Finanzhilfen für Betroffene in besonderen Notlagen oder zu deren individueller Versorgung.

Die ZNS-Akademie bietet Seminare an für Menschen mit Schädelhirnverletzung/Schlaganfällen und deren Angehörige. Informationen unter:

www.zns-akademie.de

(Letzter Zugriff auf alle Websites: 10.03.2023)

Bibliografische Information der Deutschen Nationalbibliothek
Die Deutsche Nationalbibliothek verzeichnet diese Publikation in der Deutschen Nationalbibliografie; detaillierte bibliografische Daten sind im Internet über http://dnb.d-nb.de abrufbar.

Programmplanung: Katja Liese
Projektmanagement: Manuela Hunfeld
Redaktion: Annette Gillich-Beltz
Bildredaktion: Christoph Frick, Marie Crämer

Umschlaggestaltung: © Thieme
Layout: CYCLUS · Visuelle Kommunikation, Stuttgart

Bildnachweis:
Covermotiv und Bild S. 3: © Rawpixel.com/stock.adobe.com. Edited by Thieme
Autorenfotos: Helmut Gruhn: © Besim Mazhiqi; Niklas Schaab: © Cynthia Matuszewski
Fotos Geleitworte: Monica Lierhaus: © Jenny Jacoby; Martin Falkenberg: © privat; Liz Mohn: © Stiftung Deutsche Schlaganfall-Hilfe
Zeichnungen: © Isabel König
Die abgebildeten Personen haben in keiner Weise etwas mit der Krankheit zu tun.

MIX
Papier | Fördert gute Waldnutzung
FSC www.fsc.org FSC® C110508

1. Auflage 2023

TRIAS Verlag in Georg Thieme Verlag KG
Rüdigerstraße 14, 70469 Stuttgart, Germany

Printed in Germany

Satz und Repro: Fotosatz Buck, Kumhausen
Druck: Westermann Druck Zwickau, Zwickau

Gedruckt auf chlorfrei gebleichtem Papier

ISBN 978-3-432-11790-4 2 3 4 5 6

Auch erhältlich als E-Book:
eISBN (ePub) 978-3-432-11791-1

Wo datenschutzrechtlich erforderlich, wurden die Namen und weitere Daten von Personen redaktionell verändert (Tarnnamen). Dies ist grundsätzlich der Fall bei Patient*innen, ihren Angehörigen und Freund*innen, z. T. auch bei weiteren Personen, die z. B. in die Behandlung von Patient*innen eingebunden sind.

Thieme Publikationen streben nach einer fachlich korrekten und unmissverständlichen Sprache. Dabei lehnt Thieme jeden Sprachgebrauch ab, der Menschen beleidigt oder diskriminiert, beispielsweise aufgrund einer Herkunft, Behinderung oder eines Geschlechts. Thieme wendet sich zudem gleichermaßen an Menschen jeder Geschlechtsidentität. Die Thieme Rechtschreibkonvention nennt Autor*innen mittlerweile konkrete Beispiele, wie sie alle Lesenden gleichberechtigt ansprechen können. Die Ansprache aller Menschen ist ausdrücklich auch dort intendiert, wo im Text (etwa aus Gründen der Leseleichtigkeit, des Text-Umfangs oder des situativen Stil-Empfindens) z. B. nur ein generisches Maskulinum verwendet wird.